Roger Pillemer

Handbook of Upper Extremity Examination
A Practical Guide

上肢检查实用指南

编　著　〔澳〕罗杰·皮勒默

主　译　刘　波　盛　伟

U0338906

天津出版传媒集团

天津科技翻译出版有限公司

著作权合同登记号：图字：02-2022-292

图书在版编目(CIP)数据

上肢检查实用指南 / (澳) 罗杰·皮勒默
(Roger Pillemer) 编著; 刘波, 盛伟主译. — 天津：
天津科技翻译出版有限公司, 2023.6
　　书名原文：Handbook of Upper Extremity
Examination：A Practical Guide
　　ISBN 978-7-5433-4339-9

　　Ⅰ.①上⋯ Ⅱ.①罗⋯ ②刘⋯ ③盛⋯ Ⅲ.①上肢—
功能试验—指南 Ⅳ.①R323.7-62

中国国家版本馆CIP数据核字(2023)第052522号

First published in English under the title
Handbook of Upper Extremity Examination：A Practical Guide
by Roger Pillemer
Copyright © Roger Pillemer, 2022
The edition has been translated and published under licence from
Springer Nature Switzerland AG.

授权单位：Springer Nature Switzerland AG.
出　　版：天津科技翻译出版有限公司
出 版 人：刘子媛
地　　址：天津市南开区白堤路244号
邮政编码：300192
电　　话：(022)87894896
传　　真：(022)87893237
网　　址：www.tsttpc.com
印　　刷：天津海顺印业包装有限公司
发　　行：全国新华书店
版本记录：889mm×1194mm　32开本　7印张　169千字
　　　　　2023年6月第1版　2023年6月第1次印刷
　　　　　定价：78.00元

(如发现印装问题,可与出版社调换)

主译简介

刘波 北京积水潭医院手外科主任医师,教授,博士生导师,北京积水潭医院中山骨科医院执行院长。师从我国手外科创始人、中国工程院王澍寰院士,从事手与腕关节外科临床工作多年。曾在美国梅奥医学中心(Mayo Clinic)、美国哈佛大学医学院附属麻省总医院(MGH)、美国康奈尔大学纽约特种外科医院(HSS)、美国托马

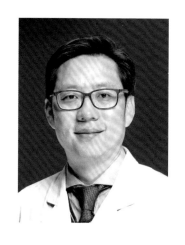

斯杰斐逊大学费城手外科中心、新加坡中央医院、日本庆应义塾大学医院等世界著名中心做临床访问学者。曾获中国香港医管局执业许可在香港威尔斯亲王医院临床执业。曾数十次受邀在美国、欧洲、亚太等地的国际会议和国际培训课上进行教育讲座、大会主持和示教手术。

目前为英国爱丁堡皇家外科学院骨科院士(FRCS),香港骨科学院(FHKCOS)院士及注册高级骨科培训教官,亚太腕关节医学会(APWA)教育委员会主席,世界腕关节镜学会(IWAS)国际委员和中国课程负责人,香港外科学院(CSHK)院员考试考官,国际矫形与创伤外科协会(SICOT)手外科委员会国际委员,

国际ISAKOS运动医学会手腕肘委员会委员及国际讲师,国际手部运动损伤学会会员,国际腕关节研究会(IWIW)会员;中国医师协会运动医学医师分会手与腕关节学组副组长,中国整形美容学会手整形委员会副主任委员,中国医师协会显微外科医师分会肢体畸形修复委员会秘书长。

担任 *Journal of Orthopaedic Surgrey*、*Journal of Hand Surgery: European Volume*、*Journal of Wrist Surgery*、*Orthopaedic Surgery*、*PRS Global Open*、*Journal of ISAKOS* 等国际杂志的审稿专家,《中华手外科杂志》编委,《中华骨科杂志》及《骨科临床与研究杂志》通讯编委。

主编、主译《腕关节手术学:从基本原理到高级手术技术》《腕和肘关节镜:临床技巧操作指南》《骨科手术要点精编》《手与上肢重建手术决策与技术》《近指间关节骨折与脱位临床实用手册》等专著;参与撰写 *Arthroscopy and Endoscopy of the Elbow, Wrist and Hand: Surgical Anatomy and Techniques*, *Arthroscopy and Endoscopy of the Hand, Wrist and Elbow: Principle and Practice*, *Kienbock's Disease*, *Muscle and Tendon Injuries* 等英文著作;编译《骨折(第2版)》《实用骨科学》《运动创伤学》《实用腕关节镜学》《手和腕关节手术技术》《格林手外科手术学》《腕关节外科学——高级理论与手术技巧》《腕关节:诊断与手术治疗》《HSS骨科手册》《手外科手术并发症及其对策》等著作。

曾获中华医学会骨科学分会全国骨科COA大会中青年优秀论文一等奖,两次获中华医学会全国手外科学术会议优秀中青年论文一等奖。在专业学术期刊发表论文40余篇,其中以第一作者或通讯作者在国际期刊发表英文论文10余篇。持有国家专利10项。主持或主要参与国家重点研发计划、北京市科技计划课题、北京市自然科学基金-海淀原始创新联合基金资助项目、首都卫生发展科研专项等多项科研课题。

盛伟 主任医师，教授，硕士研究生导师，湖北理工学院附属黄石爱康医院副院长兼大骨科主任，九三学社黄石市西塞山区委副主任委员，黄石市政协委员，黄石市西塞山区政协委员。

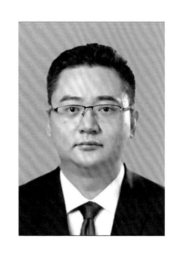

国际矫形与创伤外科学会（SICOT）中国部创伤学会委员，中华医学会创伤学分会委员，中华医学会手外科分会中南地区委员，吴阶平医学基金会手外科显微外科专家委员会委员，中国医师协会运动医学医师分会手及腕关节专业委员会委员，中国医师协会显微外科医师分会肢体畸形修复专业委员会委员、秘书，中国医师协会美容与整形医师分会手整形专业委员会委员，中国智慧工程研究会智慧健康教育工作委员会骨骼肌肉健康专业委员会委员，中国研究型医院学会骨科创新与转化专业委员会周围神经损伤修复学组委员，中国医学救援协会矿山灾害救援分会常务理事，亚太腕关节医学会（APWA）会员，中国煤矿创伤学会常务委员，中国矿山骨科联盟副主席，中国煤炭创伤学会湖北煤炭矿山创伤研究中心主任，湖北省医师协会显微外科医师分会第一届委员会常务委员，湖北省黄石市创伤外科学会副主任委员，湖北省黄石市骨外科学会副主任委员，湖北省黄石市烧伤整形学会常务委员。

发表SCI及国家级核心期刊论文20余篇，应邀多次在国家级会议做专题发言并担任学习班导师。主译出版《头颈区局部皮瓣应用解剖与临床》《近指间关节骨折与脱位临床治疗手册》《骨科与运动损伤检查手册》《骨科手术要点精编——以临床为基础的综合解析》《腕和肘关节镜：临床技巧操作指南》《手与腕部解剖与生物力学》，参编 *Arthroscopy and Endoscopy of the Hand, Wrist and Elbow Principles and Practices*，参译《骨与关节创伤》等专著。《生物骨科材料与临床研究》杂志审稿人。发明国家实用新型专利3项，曾赴日本、新加坡及我国香港等多家医院研修学习。

译者名单

主　译　刘　波　盛　伟

译　者　（按姓氏汉语拼音排序）

陈　博　梁　婷　刘　安　刘　波

齐伟亚　盛　伟　石海飞　石武谛

张文龙　赵　夏　赵　喆　赵治伟

竺　枫

中文版前言

上肢是人体的组成部分之一,包括肩、臂、肘、腕和手。上肢有特殊性,手之所以能进行精细的操作,主要取决于上肢神经、骨骼和肌肉的密切配合,特别是上肢提供了长的杠杆,为手的功能服务提供了优良的条件,所以在处理上肢疾病或创伤以前,必须对上肢进行彻底检查。上肢检查就是对肩、臂、肘、腕和手进行检查。上肢检查也是全身体格检查中的一个项目,但目前关于介绍上肢全面系统检查的图书却不多。

本书以上肢功能检查为主线,介绍从手、手腕、肘关节、肩部解剖和功能的快速评估到上肢疾病的特殊检查等。编写本书的主要目的是强调体格检查在医学实践中的重要性,旨在引导外科相关医学专业人员在实践中能正确进行检查和相应的诊断。全书内容丰富,图文并茂,通俗易懂,是手外科和骨科医生,以及相关外科医生的得力助手。

承蒙天津科技翻译出版有限公司的委托,翻译本书深感荣幸。本书译者均在临床一线,在此感谢他们在繁忙的工作之余利用个人休息时间积极参与本书的翻译工作。但由于时间和能力有限,译稿中难免有欠妥之处,敬请广大读者和专家批评指正。

刘波 盛伟

前　言

　　编写本书的主要目的之一是强调体格检查在医学实践中的重要性，在我看来，随着高度复杂的调查方法的出现，这种技能正在逐渐消失。

　　我在医学院上学时，几乎每个学生都有一本 Hamilton Bailey 的《临床外科体征》(*Physical Signs in Clinical Surgery*)。这本书的第 1 版于 1927 年出版，到目前是第 19 版。我想没有任何其他内容比第 1 版前言更适合介绍我这本书了，前言写道：

　　　　我们越来越倾向于依赖实验室和其他辅助报告进行诊断。一位前主任医师……想要描绘一幅现代医学毕业生的画面，当他接到一个紧急电话时，驱车来到患者家里，后面跟着一台装有全套 X 线设备的搬运车和一个配有助手的实验室。没有这些辅助设备，未来的医生将无法制订诊断方案。

　　　　病史和物理检查方法应始终作为诊断的主要途径。

　　　　　　　　　　　　　　　　Hamilton Bailey 博士，1927

　　这在今天有多重要。正如 Hamilton Bailey 在 90 多年前所建议的那样，我们迫切需要回到体格检查的基础和体征的信息采集。

我把本书的每一部分分成了3块内容：

第1块为该区域的解剖和功能，解释了我们检查该区域时所做测试的基本原理；

第2块是对每个案例进行系统检查；

第3块是检查与该部位相关的特定条件。

虽然本书主要针对的是住院医师、骨科轮转实习生、医学生，但对护理、职业理疗师等相关专业人员也可能非常有用。希望相关专家也能在书中找到有趣和有用的信息。我也希望你能像我喜欢写这本书一样喜欢读它！

致　谢

　　特别感谢整形外科医生 Brian Noll，他是我的同事和朋友，在过去的20年里，他对我的每一项努力都给予了建议和支持，感谢他对本书的重大贡献。

　　感谢 Jerry Jersky 博士，他是我的朋友和导师，从我实习的第一天到现在，他一直给予我鼓励和指导。

　　感谢 David Sonnabend 教授、Hari Kapila 博士、Doron Sher 博士和 David Crocker 博士阅读了本书中他们特别擅长的部分，并提出了许多有用的建议。如果书中存在不足之处，那也是我个人的缘故。

　　感谢 Ruth Hadfeld 在本书编写过程中给予的巨大帮助和建议。

　　还要特别感谢我的妻子 Margie，感谢她近50年来给予我的爱、友谊和宽容。

目　录

第1部分
手部

第1章 手部介绍

手的功能之美在于它是一种"结合强大力量和精确控制的抓取机制,同时也是主要的触觉器官"[1]。

上肢其余部分的主要功能只是将手放在需要的位置以执行其功能。如果切除拇指和掌指(MP)关节水平的手指,那么一个人将失去90%的上肢功能[2]。

图1.1强调了手部功能的重要性,指出了身体各部位在大脑感觉和运动皮层中所占的空间。显示了手、嘴唇和舌头的相对重要性。

1.1 一些有趣和有用的事实

● 拇指与其他所有手指均可屈、伸、内收和外展,拇指还具有额外的对掌功能。

● 拇指对掌是旋转、外展和屈曲的组合。

● 手指的屈伸面与拇指的屈伸面成直角。将拇指指腹贴在示指指腹桡侧,靠近指甲(图1.2)。

---

1. Jack Last: Textbook of Anatomy, 3rd Edition, 1963.

2. AMA Guides to the Evaluation of Permanent Impairment Fifth Edition, page 213.

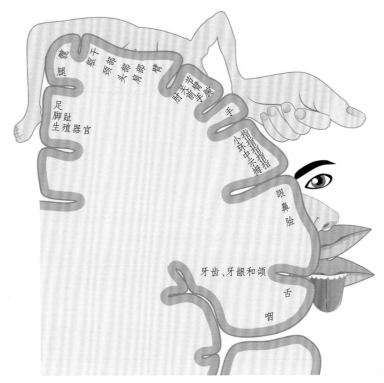

图1.1　身体各部位在大脑的感觉和运动皮层的示意图显示了手、嘴唇和舌头的相对重要性。(Creative commons image: OpenStax College derivative work: Popadius−This file was derived from: 1421 Sensory Homunculus.jpg: CC BY 3.0, https://commons. wikimedia.org/w/index.php?curid=88916983)

● 拇指、示指和中指对精细动作很重要,而握力主要由环指和小指完成。

● 当所有手指同时朝向手掌时,它们会以平行的方式弯曲(图1.3)。然而,当每个手指单独弯曲时,你会发现所有手指都朝着前臂远端的一个特定点(图1.4)。因此,当手指同时进行屈曲时,它们会产生内收肌力(在测试尺神经功能时,这一点很重要——参见41页手指内收)。受伤后,一个或多个手指发生旋

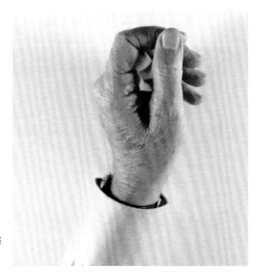

图1.2 手指的屈伸面与
拇指的屈伸面成直角。

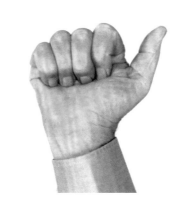

图1.3 当所有手指同时
朝向手掌时,它们会以平
行的方式弯曲。

转是手术的指征。

● 当MP和指间(IP)关节像握拳时一样完全屈曲时,示指和
小指都可以独立伸展(图1.5),这对于中指和环指是不可能的。
这是因为示指和小指除了为所有手指提供伸肌功能的指总伸
肌外,还有独立的伸肌(见图2.24至图2.26)。我们可以在自己
身上测试一下。

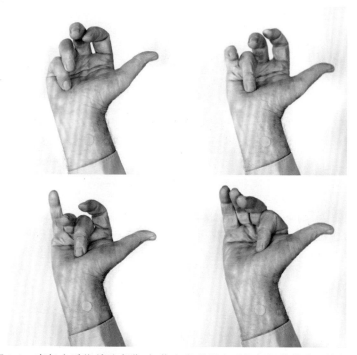

图1.4 当每个手指单独弯曲时,你会发现所有手指都朝着前臂远端的一个特定点。

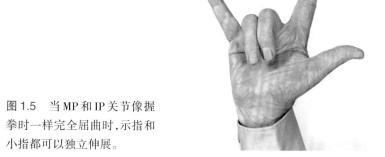

图1.5 当MP和IP关节像握拳时一样完全屈曲时,示指和小指都可以独立伸展。

● 请注意,虽然示指深屈肌腱在前臂分离,但其他3个手指的肌腱仅在手掌分离。这说明了在保持其他手指几乎完全伸展的情况下,能独立地弯曲示指。

● 指深屈肌和指浅屈肌(外在肌)及其肌腱主要提供握力,而手部小肌肉(内在肌)主要提供精细而熟练的手指运动。

● 请注意,当你紧紧抓住某物时,你的手腕就会伸展(图1.6)。当你在抓握的同时试着收紧手腕,你会注意到你的抓握力逐渐减弱(图1.7)。手腕的伸展增加了长屈肌的功能,并放松

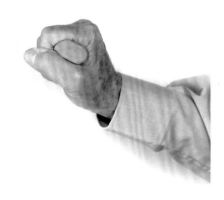

图1.6 当你紧紧抓住某物时,你的手腕就会伸展。

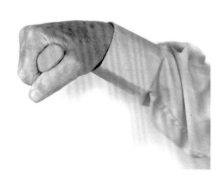

图1.7 当你在继续抓握的同时弯曲手腕时,你的抓握力会逐渐减弱。

了长伸肌。可以在自己身上测试一下。手放松,完全伸展手腕,注意手指如何自动弯曲。当你弯曲手腕时,手指是被动伸展的。

- 4种捏握法(图1.8):
  - 侧捏:比如使用钥匙(图1.8a)。
  - 尖捏:用于拾取或持有小物件(图1.8b)。
  - 髓捏:比如手持回形针(图1.8c)。
  - 夹捏:拇指、示指和中指相对(图1.8d)。
- 4种抓握法(图1.9):
  - 强力抓握:比如使用锤子(图1.9a)。
  - 圆柱形抓握:比如拿着一个玻璃杯(图1.9b)。
  - 钩形抓握:比如提手提箱(图1.9c)。
  - 球形抓握:比如拿球(图1.9d)。

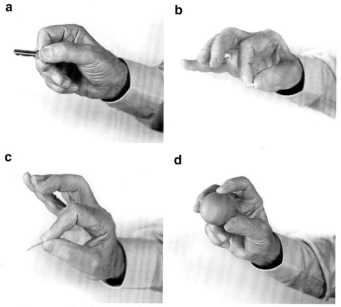

图1.8 4种捏握法。(a)侧捏、(b)尖捏、(c)髓捏和(d)夹捏。

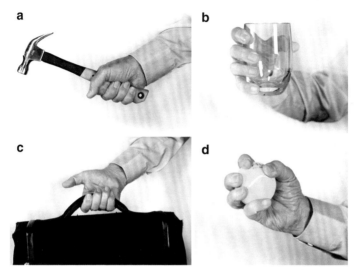

图1.9 4种抓握法。(a)强力抓握、(b)圆柱形抓握、(c)钩形抓握和(d)球形抓握。

（盛伟 刘波 译）

第 2 章　手部的解剖和功能

　　本章我们将复习手的组成结构及相关解剖和功能。我们需要学习的结构包括：维持关节稳定的骨、关节和韧带，使关节运动的肌肉和肌腱，支配运动与感觉的神经，以及手部血液供应的血管结构。

2.1　骨与关节

2.1.1　腕骨、掌骨和指骨

2.1.1.1　腕骨

　　腕骨共 8 块，包括远近 2 排（图 2.1 右侧腕骨）[1]。从远排腕骨的钩骨开始（远排最内侧 1 块骨），顺时针排列依次为钩骨、头状骨、小多角骨、大多角骨，以及近排腕骨的舟骨、月骨、三角骨和豌豆骨。有些医学生这样快速记忆：

　　"Hamlet Came To Town, Shouting Loudly To Polonius"

　　（取每个单词首字母代表 1 块腕骨：hamate、capitate、trapezoid、trapezium；scaphoid、lunate、triquetrum、pisiform）

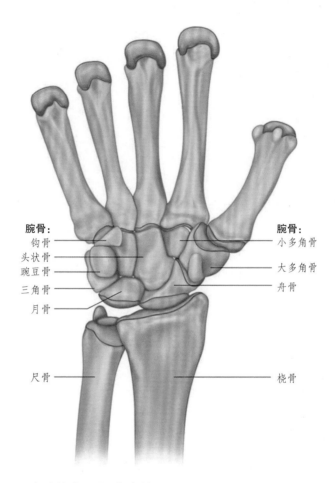

图2.1　右手骨骼显示8块腕骨[1]。[Reprinted by permission (license number 5104491511285) from Dellon[1]]

腕掌侧面凹陷,以利于屈肌腱和正中神经通过,而腕背侧略突起。近排的舟骨、月骨与桡骨远端关节形成腕关节。

部分月骨、三角骨与三角纤维软骨复合体(TFCC)相连,有助于稳定远桡尺关节(图2.2)[2]。

● 远排腕骨与掌骨基底相连。

● 所有腕骨之间以坚强的腕骨间韧带相连而保持稳定。

● 下面介绍各个腕骨的特点。

2.1.1.2 舟骨

舟骨是最常发生骨折的腕骨,因为它是远近排腕骨之间相连接的纽带。舟骨与月骨相邻,以坚强的舟月韧带相连。舟月韧带断裂将导致舟月骨间隙增宽——舟月骨分离(图2.3)。如果严重,将进一步引起腕骨塌陷(SLAC腕——舟月骨进行性塌陷)(图2.4)。

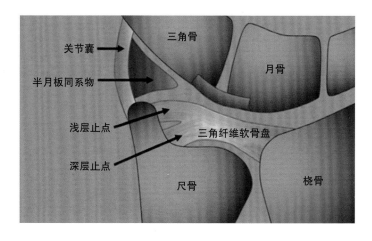

图2.2 部分月骨、三角骨与三角纤维软骨复合体相连,有助于稳定远桡尺关节[2]。[Reprinted by permission (license number 5079691141351) from Current Radiology Reports: Springer Nature Simonet et al.[2]]

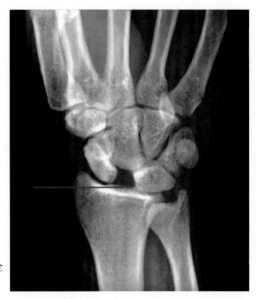

图2.3 舟月韧带完全断裂,致舟月骨分离。

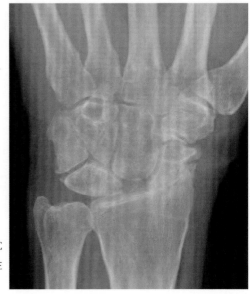

图2.4 腕骨塌陷(SLAC腕——舟月骨进行性塌陷)。

不稳定类型

关于不稳定类型更详细的讨论见本书的103~107页。

中间体背伸不稳定（DISI）:

- 最常见的腕关节不稳定类型。
- 继发于舟月韧带复合体断裂。
- 月骨旋转至背伸状态。

中间体掌屈不稳定（VISI）:

- 第二常见的腕关节不稳定类型。
- 继发于月三角韧带复合体断裂。
- 月骨旋转至屈曲状态。

注意:腕关节损伤后,握拳应力下腕尺偏位投照的正位片,有助于显示动态舟月骨分离移位。

2.1.1.3 月骨

月骨因其半月形状而得名(图2.5)。注意:通过远桡尺关节画一条线将通过月骨,这对触诊时定位月骨很有帮助(见图2.12)。

2.1.1.4 大多角骨

大多角骨远端关节面和第一(拇指)掌骨的近端关节面一样呈马鞍状,允许拇指在所有3个平面内运动。拇指的第一腕掌(CMC)关节经常发生骨关节炎。

2.1.1.5 掌骨

共有5根掌骨,第一掌骨较其他掌骨短而粗,与其他掌骨成直角。这些掌骨头形成掌指关节。

2.1.1.6 指骨

每根手指有3节指骨,但拇指仅有2节指骨。

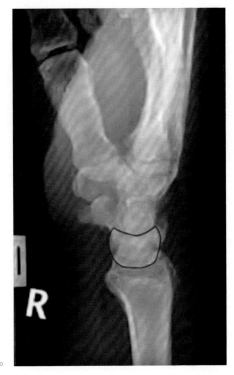

图2.5 新月形月骨轮廓。

2.1.1.7 籽骨

豌豆骨是位于尺侧腕屈肌腱内的1个籽骨。第一掌骨头部有2个籽骨，1个位于拇短屈肌腱内，1个位于拇收肌腱内。

关于掌指关节临床意义的补充说明如下：

● 掌骨头呈凸轮状，因此掌骨头中心到掌侧关节面的距离大于它到远端关节面的距离（图2.6）。

● 因此，当掌指关节位于伸直位时，侧副韧带呈相对松弛状；当掌指关节屈曲90°时，侧副韧带因凸轮效应而变紧。

● 任何长时间的伸直位固定都可导致侧副韧带缩短和挛缩，因此掌指关节的固定应始终处于屈曲状态。

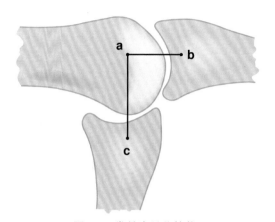

图2.6 掌骨头呈凸轮状。

● 这些掌指关节("铰链关节")位于1条圆弧线上,因此伸直时手指彼此分开,屈曲时手指彼此聚集在手掌内[1]。

2.1.2 表面解剖

有几个重要的解剖标志可以很容易被触及。

● 舟骨结节在腕掌侧很容易被触及,它就在远侧腕横纹稍远端,腕关节中心偏桡侧一点(图2.7)。

● 豌豆骨也很容易被触及,其位于远侧腕横纹稍远端,在腕部的尺侧,尺侧腕屈肌腱内(图2.8)。

● 把一只手的示指指尖放在另一只手的鼻烟窝处(图2.9a)。手指稍微向远端移动,你就可以触及第一掌骨基底部(图2.9b);再把手指向近端移动,你会感觉到桡骨茎突的尖端(图2.9c);现在把你的指尖一半放在桡骨茎突上,另一半留在鼻烟窝里。如果你现在尺骨偏离了手腕,你会清楚地感觉到舟骨体与你的示指相接触(图2.9d)。

---

1. Jack Last: Textbook of Anatomy, 3rd Edition, 1963.

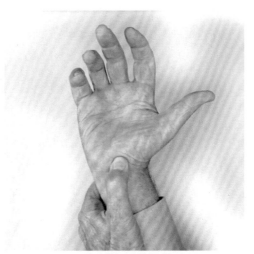

图2.7 舟骨结节在腕掌侧易于触及。

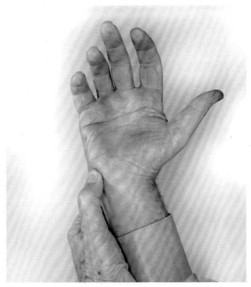

图2.8 触诊豌豆骨。

● 为了感觉舟骨基底背侧,在第二和第三掌骨之间向下滑动你的示指,直到指尖落到腕关节水平的凹陷处(图2.10)。现在完全屈曲腕关节,你将再次感觉到舟骨。

● 为了感觉月骨背侧,第四和第五掌骨之间向下滑动你的示指,直到其落到腕关节水平的凹陷处(图2.11)。再次完全屈曲腕关节,你将感觉到光滑的、圆形的月骨表面,特别是极度屈曲腕关节时。注意:月骨与远桡尺关节在一条直线上(图2.12)。

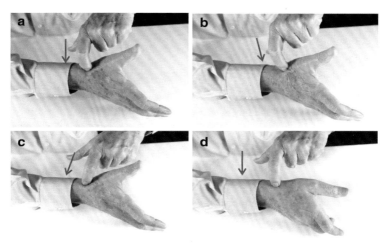

图2.9 触诊第一掌骨、桡骨茎突和舟骨。(a)鼻烟窝、(b)第一掌骨基底、(c)桡骨茎突和(d)舟骨体。

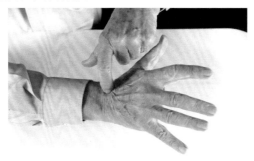

图2.10 触诊舟骨基底背侧。

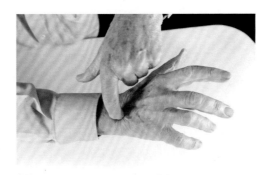

图2.11 触诊月骨背侧。

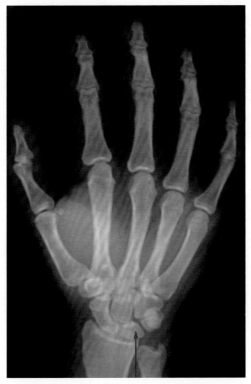

图2.12 月骨与远桡尺关节在一条直线上。

2.2 肌肉与肌腱

区分使腕关节和手指关节产生运动的两组肌肉很重要。

第一组是起自手以外并止于手内的外在肌,即腕和手指的长屈肌和伸肌。这些肌肉和肌腱提供抓握的力量。

第二组是起止点均在手内的内在肌,这些肌肉和肌腱主要提供手指的精细动作。

2.2.1 外在肌

2.2.1.1 屈肌

● 手腕有 3 块屈肌,即桡侧腕屈肌(FCR)、尺侧腕屈肌(FCU)和掌长肌(PL)。

●每个手指有 2 块长屈肌,拇指有 1 块长屈肌,因此有 9 条肌腱和正中神经通过腕管(图 2.13)[3]。

● 当所有手指一起屈曲时,它们以平行的方式向下;当手指单独屈曲时,它们指向前臂远端固定的一个点。

●前臂深层肌肉是指深屈肌(FDP)(图 2.14)。每条肌腱止于末节指骨基底,当肌肉收缩时,所有手指都产生屈曲,包括远侧指间关节的动作。注意掌指关节的屈曲是被动的。

● 当检查这些肌肉功能时你会注意到,示指的肌腱在前臂就分开了,而中指、环指和小指的内侧 3 条肌腱到手掌才分开。

●因此,这 3 条内侧肌腱没有独立的功能,你可以自己测试一下,试着把你的中指屈曲到手掌,同时保持其他手指完全伸直,你会发现这是不可能的(图 2.15)。

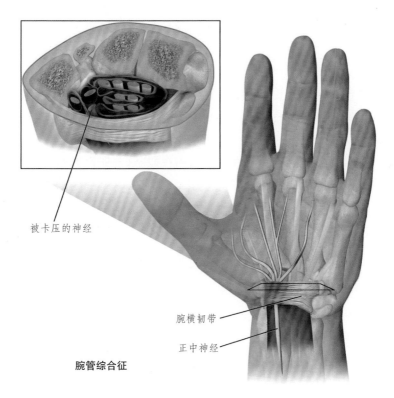

被卡压的神经

腕横韧带

正中神经

腕管综合征

图2.13　9条肌腱和正中神经通过腕管[3]。[Creative commons image: Blausen.com staff (2014). Blausen Medical[3]]

●位于指深屈肌浅层的是指浅屈肌(图2.16)。肌腱止于每个手指的中节指骨,屈曲近侧指间关节。这些肌腱都能产生独立的动作。

●图2.17显示指浅屈肌腱止于中节指骨之前是如何分裂的,并允许指深屈肌腱通过分裂的间隙,止于末节指骨基底。

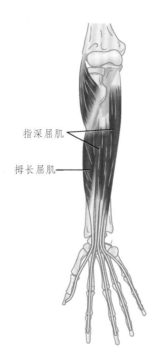

指深屈肌

拇长屈肌

图 2.14　指深屈肌。

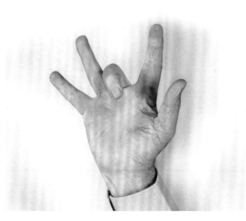

图 2.15　说明指深屈肌
内侧 3 条肌腱没有独立
功能。

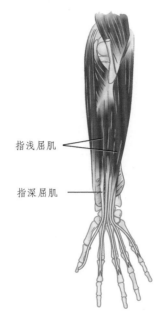

图2.16　指浅屈肌。

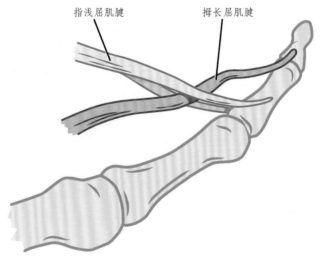

图2.17　指浅屈肌腱在止于中节指骨之前劈裂分开。

2.2.2　如何区分指深屈肌和指浅屈肌的动作

2.2.2.1　指深屈肌

● 为了检查 FDP 的功能,保持 MP 关节和近指间(PIP)关节伸直,从而防止 FDS 屈曲手指。在尝试屈曲时,由于 FDP 的作用,仅发生远指间(DIP)关节屈曲(图2.18)。

● 这个检查是针对每个手指进行的。

● 对于拇指,你可以用同样的方法稳定住拇指的 MP 关节来检查拇长屈肌(图2.19)。

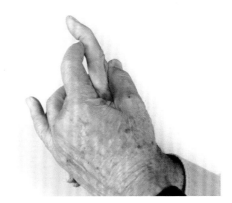

图2.18　检查指深屈肌。

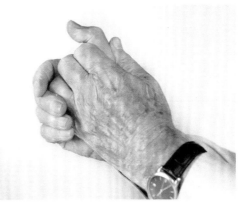

图2.19　检查拇长屈肌。

2.2.2.2 指浅屈肌

● 因为FDP肌腱没有独立的功能,如果你握住4个手指中的3个保持伸直,就会失去FDP的功能。如果随后屈曲剩余的手指,屈曲仅发生在PIP和MP关节水平,而DIP关节不会屈曲(图2.20)。同样,MP关节屈曲是被动的。

● 在此位置,你可以检查DIP关节是柔软的,表明FDP没有起作用。

● 再次强调,每个手指都要单独检查。

● 小指FDS缺失或无功能的情况并不少见,这可能是双侧或单侧的。当考虑小指损伤时,这可能需要鉴别。你自己试试吧!

2.2.2.3 伸肌

你小时候可能玩过这个游戏,让你的一个朋友双手按照图中所示做动作(图2.21)。你将注意到,在这个位置很容易将拇指、示指和小指分开,但不可能将环指分开。如果你还没有理解为何会这样,下面将给出答案。

● 腕和手的伸肌腱包含在6个独立的背侧间室内(图2.22)[4]。

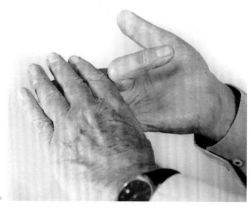

图2.20 检查指浅屈肌。

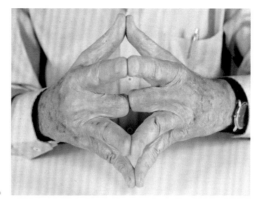

图 2.21　童年游戏。

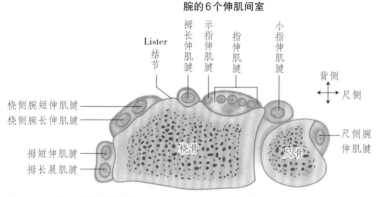

图 2.22　腕和手的伸肌腱包含在6个独立的背侧间室内[4]。[Reprinted by permission (license number 5084021381245) from Martin and Awan[4]]

● 第一背侧间室是临床中最重要的,因为它与DeQuervain腱鞘炎有关。该间室内包括拇长展肌腱(APL)和拇短伸肌腱(EPB)。

● 第三背侧间室包含拇长伸肌腱(EPL)。

● 如果你过度伸展拇指并把手指放在2个间室肌腱之间,这里就是解剖学上的"鼻烟窝"(图2.23)。

● 重要的是,所有伸肌腱都经过伸肌支持带,这可防止肌肉收缩时肌腱呈"弓弦"状。

●所有腕和手指的伸肌腱都由桡神经支配。

●拇长伸肌腱（EPL）伸直拇指的IP关节，同时带动伸直拇指的MP关节和腕掌关节（图2.24）[5]。

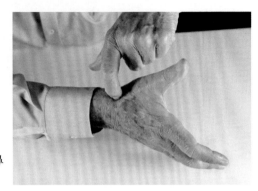

图2.23　解剖学上的"鼻烟窝"。

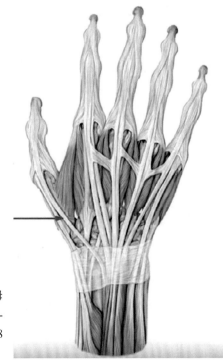

图2.24　手部伸肌腱显示拇长伸肌腱（红色箭头）[5]。（Reprinted from Gilroy[5] © 2008 by permission）

● 图中还显示了其余4指的伸指肌腱。请注意,所有这些肌腱都是通过"腱联合"以一种可变的方式相互连接的,因此它们不能单独发挥功能。

● 如图2.25蓝色部分所示,有2条额外的伸肌腱,一个在示指(示指伸肌腱),一个在小指(小指伸肌腱)。这些额外的伸肌腱使示指和小指能够独立伸直。

● 所以拇指、示指、小指都有独立的伸直功能,但中指和环指没有。当你像握拳一样屈曲所有手指时,你可以独立伸出拇指、示指和小指,但不能伸出中指或环指(图2.26)。

● 因此,在上面提到的童年游戏中,无法分开环指!

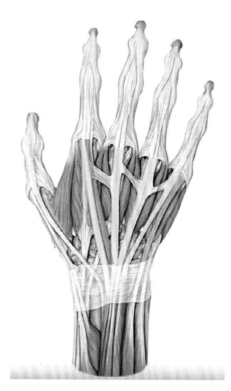

图2.25 示指伸肌腱和小指伸肌腱(蓝色部分所示)[5]。(Reprinted from Gilroy[5] © 2008 by permission)

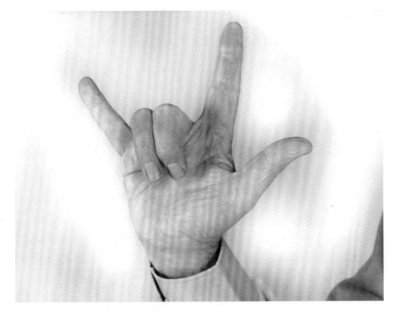

图2.26 拇指、示指和小指都有独立的伸直功能。

● 我们现在有3块伸肌功能可以检查,在桡神经功能检查时常会用到(见38、44、45页)。

–伸腕肌。

–伸指肌。

–伸拇肌。

● 值得一提的是,肘部以上的桡神经损伤会导致腕关节和手指伸直功能障碍;而单纯的骨间背神经损伤(桡神经远端分支)时,伸腕功能是存在的。

2.2.3   内在肌

- 内在肌是一些小的肌肉,起止点都在手内(图2.27)。
- 它们控制并产生手的所有精细动作。

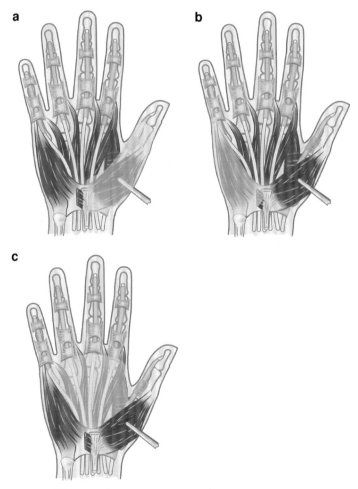

图2.27   大鱼际肌(a)、小鱼际肌(b)、中间肌(c)。

●从实用的角度来看,将内在肌分为 3 组是有用的:

-大鱼际肌控制拇指运动。

-小鱼际肌控制小指运动。

-中间肌可使手指内收和外展。当 IP 关节伸直时,MP 关节屈曲;当 MP 关节屈曲时,IP 关节伸直(图 2.28)。

●注意:当 MP 关节处于屈曲状态时,长伸肌不能发挥作用。因此,手指伸直的唯一方法就是靠内在肌的作用。

●同样,当手指完全伸直时,长屈肌不能弯曲 MP 关节。MP 关节仅能靠内在肌屈曲(当我们讨论尺神经麻痹的畸形时,你需要记住以上两点"爪形手",见 72 页)。

●所有使拇指运动的内在肌都由正中神经支配,即拇短屈肌(FPB)、拇短展肌(APB)、深层肌肉和拇对掌肌(OP)(图 2.29)。

●有一个重要的例外,那就是拇收肌由尺神经支配。这块肌肉起源于 2 个头,止于拇指近节指骨基底(图 2.30)[5]。

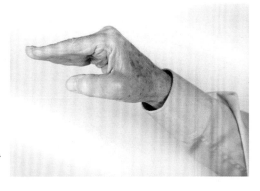

图 2.28　MP 关节屈曲、
IP 关节伸直。

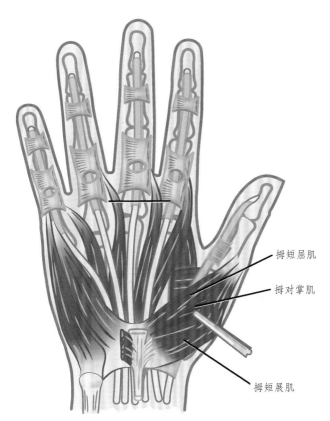

图 2.29 拇短屈肌(FPB)、拇短展肌(APB)、深层肌、拇对掌肌(OP)。

- 仅由正中神经支配的其他内在肌是外侧 2 块蚓状肌。

- 你可能还记得学习解剖的时候由正中神经支配的内在肌记忆法,即"LOAF",也是少数几个可以在公共场合使用的词汇之一。

－外侧 2 个蚓状肌。

－拇对掌肌。

－拇短展肌。

－拇短屈肌。

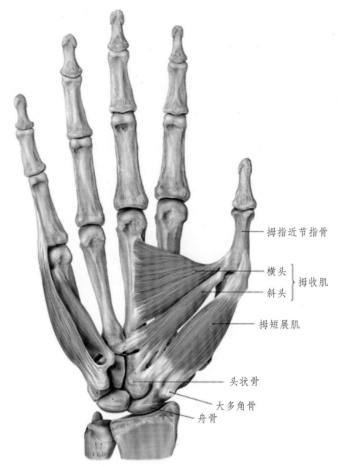

拇指近节指骨

横头 ⎫
斜头 ⎬ 拇收肌

拇短展肌

头状骨

大多角骨

舟骨

图2.30 拇收肌[5]。(Reprinted from Gilroy[5] © 2008 by permission)

● 其余所有内在肌是由尺神经支配的。

● 值得注意的是，有7块肌肉使示指产生运动——4块外在肌和3块内在肌。你知道这些肌肉吗？ *

● 注意：桡神经不支配内在肌。因此，当我们描述三大神经支配手的运动功能的检查时，对于桡神经，我们检查外在肌的力量;而对于正中神经和尺神经,我们检查内在肌的力量。

2.2.4　关于检查拇对掌功能的补充说明

● 值得注意的是,即使拇对掌肌失去功能,靠拇长屈肌的作用仍然可以使拇指指尖触及任何其他手指指尖。

● 但你会注意到,在两种情况下,拇指的运动平面是截然不同的。

● 当拇长屈肌起作用时,没有拇对掌肌的作用,运动平面与手掌和手指成直角,就像捏着一把钥匙(图2.31a),而不是在旋转、外展和屈曲平面完成的正常对掌(图2.31b)。

● 当拇指腕掌关节有明显的骨关节炎(OA)时,即使拇对掌肌功能正常,但由于关节僵硬,影响对掌活动,也会使对掌活动异常。

*使示指产生运动的7块肌肉:

● 4块外在肌:指深屈肌、指浅屈肌、伸指总肌、示指伸肌。

● 3块内在肌:骨间掌侧肌、骨间背侧肌、示指蚓状肌。

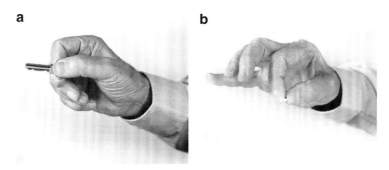

图2.31　捏握钥匙和正常对掌。(a)捏握和(b)正常对掌。

2.3 手的神经支配

手的感觉和运动功能由3根神经支配,即正中神经、尺神经和桡神经。

在我们讨论对这些神经进行生理学基础检查之前,值得注意的是它们解剖学的一些重要方面。

2.3.1 正中神经

● 正中神经由5条颈神经根参与组成,即C5、C6、C7、C8和T1。

－正中神经支配的肌肉有:

◆ 旋前圆肌(PT)。

◆ 桡侧腕屈肌(FCR)。

◆ 指浅屈肌(FDS)。

◆ 示指、中指的指深屈肌(FDP)。

◆ 拇长屈肌(FPL)。

◆ 旋前方肌(PQ)。

◆ 正中神经支配的手内在肌(LOAF)。

● 本文将介绍正中神经支配内在肌运动功能的3种检查方法。

● 正中神经支配手掌的大部分感觉,除了手掌内侧、小指和环指尺侧半部由尺神经支配(图2.32)。正中神经还支配手指背侧感觉,从指尖一直到PIP关节。

2.3.2 尺神经

● 尺神经由2条颈神经根参与组成,即C8和T1,常有一分支来自外侧束(C6,7)。

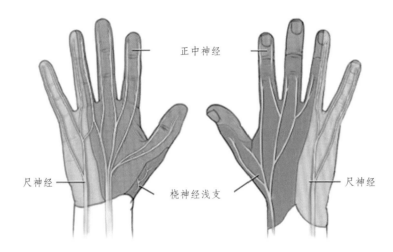

图2.32 手的感觉神经支配。(Copyright free image in public domain)

- 尺神经支配的肌肉有：
- –尺侧腕屈肌(FCU)。
- –环小指的指深屈肌。
- –除正中神经支配的手内在肌之外的所有手内在肌。
- 本文将介绍尺神经支配内在肌运动功能的3种方法。
- 尺神经支配手内侧、掌侧和背侧感觉，以及小指和环指尺侧半感觉(图2.32)。

2.3.3 桡神经

- 桡神经由5条颈神经根参与组成，即C5、C6、C7、C8和T1。
- 桡神经支配的肌肉有：
- –桡侧腕长、短伸肌。
- –来自共同伸肌起点的3块肌肉，即指伸肌、尺侧腕伸肌和小指伸肌。
- –3块拇指肌肉，即拇长展肌、拇短伸肌和拇长伸肌。
- –示指伸肌。

● 桡神经支配手背桡侧感觉,以及桡侧3个手指背侧至DIP关节(图2.32)。

2.4 手部3条神经的运动功能检查

本部分描述每条神经的3种检查方法。如前所述,对于正中神经和尺神经,我们检查内在肌的运动功能;而对于桡神经,我们检查外在肌的运动功能。

2.4.1 正中神经

● 拇指外展(拇短展肌)。
● 拇指对掌(拇对掌肌)。
● 检查大鱼际隆起处的萎缩情况。

2.4.2 尺神经

● 手指外展(骨间背侧肌)。
● 手指内收(骨间掌侧肌)。
● 拇指内收(Froment征——拇收肌)。

记住一种记忆法:

Dab:(dorsal)骨间背侧肌,(abduct)外展。

Pad:(palmar)骨间掌侧肌,(adduct)内收。

2.4.3 桡神经

● 伸腕(桡侧腕长伸肌和桡侧腕短伸肌,以及尺侧腕长伸肌)。
● 伸指(指总伸肌、示指伸肌和小指伸肌)。
● 伸拇(拇长伸肌和拇短伸肌)。

2.5　进行检查的重要注意事项

2.5.1　正中神经

● 拇指外展——让患者将手放在旋后位,拇指抬起指向屋顶,对抗阻力(图2.33)。

● 拇指对掌——让患者将拇指指尖与示指对捏,试着克服这个困难(图2.34)。

● 大鱼际隆起的萎缩——这个是常规检查(图2.35)。

注意:如上所述,严重的正中神经损伤患者,他的拇指外展无力。那么为何拇长展肌不能进行拇指外展活动呢?(参见38页的"手指外展"和45页)

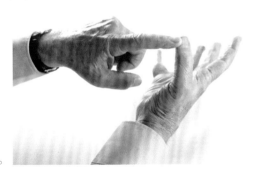

图2.33　拇指外展。

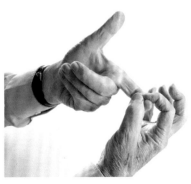

图2.34　拇指对掌。

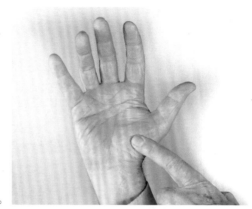

图2.35　大鱼际隆起。

2.5.2　尺神经

2.5.2.1　手指外展

- 让患者手指完全外展，并做抗阻力外展（图2.36）。

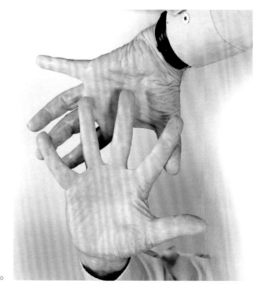

图2.36　手指外展。

● 专门检查示指的外展,因为这让你有机会看到和触及第
一骨间背侧肌的轮廓(图2.37)。

● 在尺神经损伤中,该肌肉明显萎缩,如图2.38所示,在尺
神经损伤的患者中,你可以清楚地看到第一骨间背侧肌萎缩和
环小指的爪形指。

2.5.2.2 手指内收

● 让患者将手平放在一个平面上,然后将手指合起来,在它

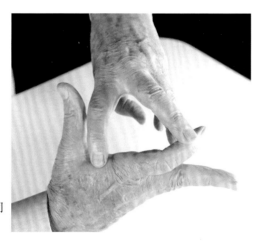

图2.37 触诊第一骨间
背侧肌。

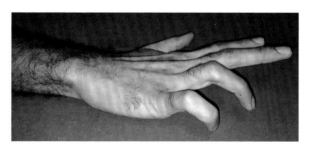

图2.38 尺神经损伤的患者第一骨间背侧肌萎缩,环小指呈爪形指[6]。
[Reprinted by permission (license number 5162190811071) from Wakure
et al.[6]]

们之间夹住像卡片一样薄的东西。让患者紧紧夹住卡片,并试图取出卡片(图2.39)。

- (在检查手指和拇指内收时,我更喜欢用一个Manila文件夹,而不是一张普通纸,因为普通纸太薄了)。

- 如前所述,手必须放在一个平面上,以避免由于拇长屈肌所施加的内收肌力造成的假象(11页)和在17页描述的MP关节的弧形解剖结构。

- 如果掌骨头抬离所在平面1cm,由于长屈肌的作用,内收的力量会显著增加。你自己试试吧!

2.5.2.3　拇指内收

- 内收功能检查方法是将拇指指腹接近示指桡侧,像抓握一把钥匙一样。

- 让患者双手拇指和示指夹住一张纸或一张卡片,同时你从另一边做同样的动作。

- 然后让患者试图阻止你拿走纸。

- 当尺神经功能正常时,患者就可以牢牢地握住纸。

- 然而,在尺神经损伤中,当拇内收肌功能减弱或缺失时,

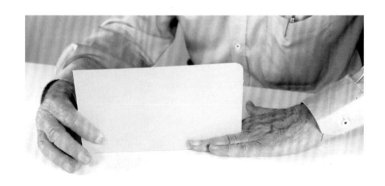

图2.39　手指内收。

患者会试图用拇长屈肌握住纸,导致 IP 关节屈曲(图 2.40)。这被称为 Froment 征阳性。

●值得注意的是,在检查正常手的拇指内收功能时,你会看到拇指的 IP 关节是微屈的(图 2.41)。你自己试试!这是由于拇长屈肌的作用,如果没有发生微屈,拇指的 IP 关节就会变得过伸。长屈肌起到稳定 IP 关节的作用,协同拇内收肌,以给予最大的力量。

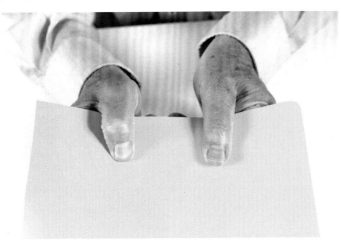

图 2.40　拇指内收——Froment 征。

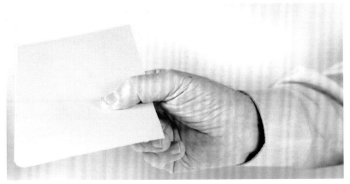

图 2.41　拇指内收时 IP 关节屈曲。

2.5.3 桡神经

2.5.3.1 伸腕

● 让患者抗阻力伸腕(图2.42)。

2.5.3.2 伸指

● 检查手指背伸功能,应该在MP关节处于伸直位时进行。因为当MP关节处于屈曲位时,内在肌可使手指伸直。

● 因此,在MP关节伸直位时,要求患者抗阻力保持手指伸直(图2.43)。

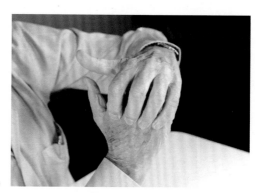

图2.42 伸腕。

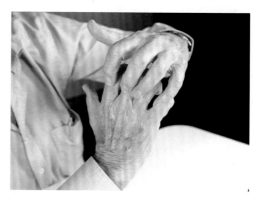

图2.43 伸指。

2.5.3.3 伸拇

● 当检查拇指伸直(向后)时,要求患者将手掌平放在桌子上,手掌朝下,让患者抬起拇指抗阻力指向屋顶(图2.44)。

● 以下就拇长展肌(APL)的功能做一综述。注意APL止于拇指掌骨基底部,在拇短伸肌腱稍前侧,拇短伸肌腱止于拇指近节指骨基底部。

● 拇长展肌腱及其止点在拇指用力外展时,很容易触及(图2.45)。

● 虽然这块肌肉有助于拇指掌骨的外展,但它对拇指指骨的外展没有直接影响。

● 据Last报道,"APL的独立功能介于外展和背伸之间"。

● 另外,APL由仅支配伸肌的骨间后神经支配。

● "拇长展肌"一词似乎是一种误称,因为在正中神经严重损伤的情况下,患者无法使用拇长展肌来外展拇指。这就回答了上面关于拇指外展的问题。

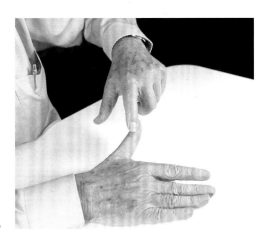

图2.44 拇指背伸。

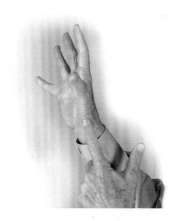

图 2.45　用力外展拇指,触诊拇长展肌腱及其止点。

2.6　检查支配手部三大神经的感觉功能

图2.46显示了支配手部感觉的神经分布。

● 尺神经支配内侧一个半手指的掌侧和背侧,以及手掌和手背的邻近部分。

● 正中神经支配手掌侧的其余部分,还支配外侧3个半手指的远端背侧部分至 DIP 和 PIP 关节之间的水平。

● 桡神经浅支支配手背的其余部分。

● 尽管如上所述,但感觉支配区域是部分重叠的。因此,重要的是要注意有所谓的独立支配区域,也就是那些由单一神经支配的区域。

● 对于正中神经,示指指腹是其独立支配区;对于尺神经,小指指腹是其独立支配区;对于桡神经(图2.46),拇指和示指背侧虎口区是其独立支配区(图2.47)。

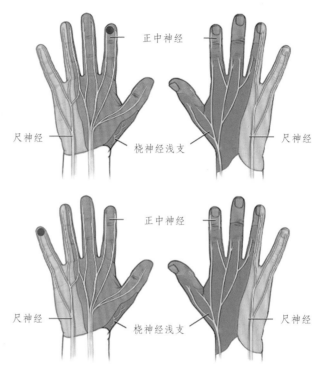

图 2.46 手正面显示正中神经和尺神经的独立支配区。(Copyright free image in public domain)

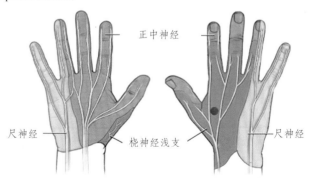

图 2.47 手背面显示桡神经的独立支配区。(Copyright free image in public domain)

与一般的感觉检查一样,这需要缓慢而耐心地进行,患者需要了解你在做什么,需要足够的时间来考虑和回应,如果有任何疑问,需要重复感觉检查,并始终与对侧进行比较。

我的偏好是用一根末端弯曲的克氏针(Kirschner Wire),这样它就不会滚走,而锋利的一端也不会锋利到穿透皮肤和出血(图2.48)。

注意:根据第5版AMA指南进行损伤评估时,感觉缺失程度用两点辨别法进行评估(AMA永久性损伤评估指南,第5版,447页,表16-5)。

如何在一个失去意识的患者或一个太小还不能理解的孩子身上检查手的感觉? 这里有以下3条建议:

● 神经损伤会导致手指自主神经支配的丧失和汗腺分泌功能(出汗)的丧失。因此,相比之下,神经损伤手指或指腹比未损伤的手指感觉干燥,分辨两者的区别需要仔细检查和练习。

● 所谓的小提琴试验,是用一支笔等光滑的塑料物体在手指上滑动,帮助鉴别感觉丧失。在感觉正常、出汗正常的情况

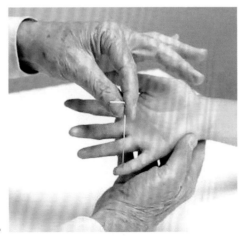

图2.48 克氏针。

下,用一个光滑的物体在手指上滑动,会因为潮湿而产生轻微的阻力(图2.49)。当感觉缺失、皮肤干燥时(缺乏出汗),阻力要小得多。这可以通过先在自己手指上做检查来体验,然后在手指和笔之间放一张纸巾后反复检查(图2.50)。

●"梅干试验":如果你经常把手泡在水里,你就会注意到手指指腹的皮肤容易起褶皱(图2.51)。这种情况不会发生在失神经支配的手指上。这种机制被认为与血管收缩有关,关于此现象的长期进化原因有很多讨论。

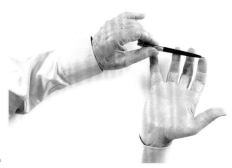

图2.49 小提琴试验。

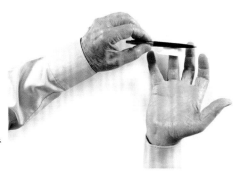

图2.50 用纸巾进行小提琴试验。

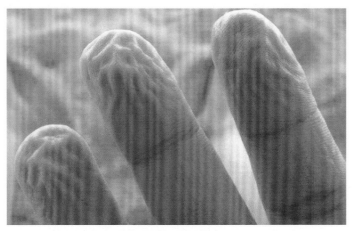

图2.51 梅干试验。

2.6.1 血管功能检查

● 手的血运是靠桡动脉和尺动脉。桡动脉搏动容易触摸到,而尺动脉则不易触摸到。通过耐心和练习,可以在尺侧腕屈肌腱外侧感觉到尺动脉搏动,反复练习,直到你确信感觉到它为止。

● 图2.52显示了桡动脉和尺动脉,你可以看到它们是如何通过掌浅弓和掌深弓相互吻合的。

● Allen试验用于检查这些血管的通畅性,试验方法如下:

-闭塞桡动脉和尺动脉,如图2.53所示。

-嘱患者用力张开和闭合手指三四次,然后保持手指伸直。将看到手变得苍白(图2.54)。

-然后松开桡动脉,注意观察手如何充血红润。

-再次进行试验,这次松开尺动脉,确认灌注情况。

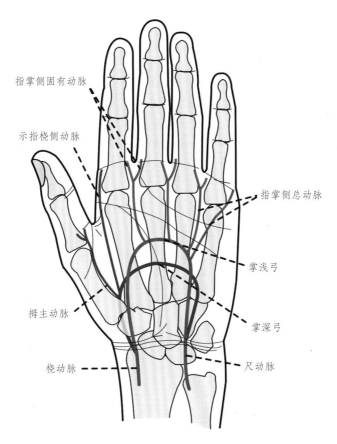

指掌侧固有动脉

示指桡侧动脉

指掌侧总动脉

掌浅弓

拇主动脉

掌深弓

桡动脉

尺动脉

图 2.52　桡动脉和尺动脉。(Creative commons image: distributed under the terms of the Creative Commons Attribution-NonCommercial 4.0 License https://en.wikipedia.org/wiki/Ulnar_artery#/media/File:Gray1237. svg)

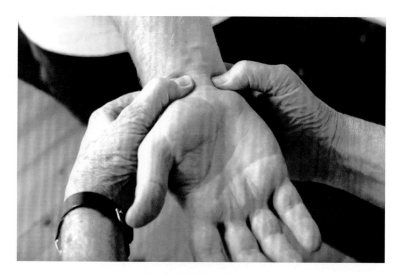

图2.53 闭塞2个动脉。

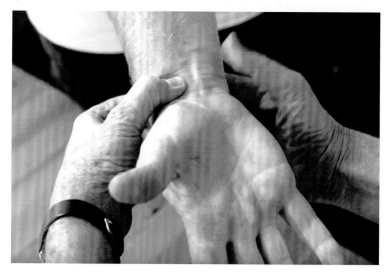

图2.54 反复张开和闭合手指,使手变苍白。

(张文龙 译)

第3章 手部的系统检查

手部的系统检查将从以下几个方面进行阐述。

- 视诊。
- 活动范围。
- 运动肌力。
- –外在肌力。
- –内在肌力。
- 感觉检查。
- 血供支持。

检查可在一张狭窄的桌子上进行,检查只需要一张纸和一段弯曲的克氏针(或类似一端尖锐的东西)。值得注意的是,在检查之前,要掌握患者的病史,注意特殊的主诉,特别是外伤史。

3.1 视诊

- 检查手的掌侧(图3.1)、背侧(图3.2)、内侧和外侧,寻找是否有肿胀、瘢痕、畸形,大鱼际和小鱼际隆起部位是否有萎缩,以及其他任何异常。
- 嘱患者将手放在桌面上,掌心朝上,保持放松。观察示指到小指正常的屈曲幅度呈递进关系(图3.3)

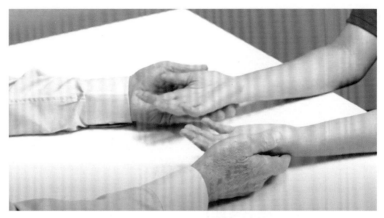

图3.1 手的掌侧。

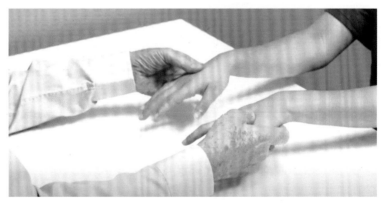

图3.2 手的背侧。

- 检查前臂背侧是否有结节或其他皮肤损伤(图3.4)。

3.2 活动范围

- 嘱患者将双手掌心朝上,张开手指和握拳;双手掌心朝下,张开手指和握拳(图3.5)。

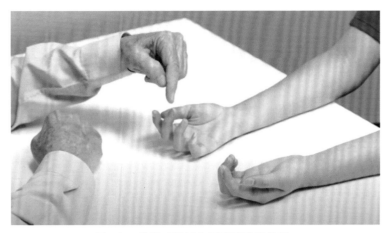

图3.3 手指正常屈曲幅度呈递进关系。

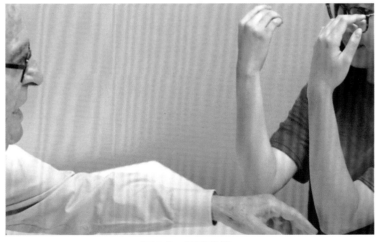

图3.4 前臂背侧。

● 检查手腕在屈曲、背伸、桡偏和尺偏位时的活动范围(图3.6)。

● 检查旋前位(图3.7)和旋后位(图3.8)的活动范围。

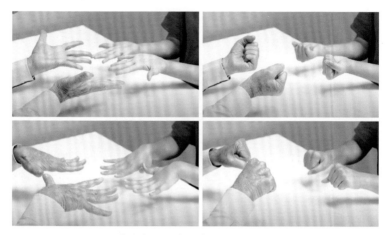

图3.5   掌心朝下和掌心朝上,张开手指和握拳。

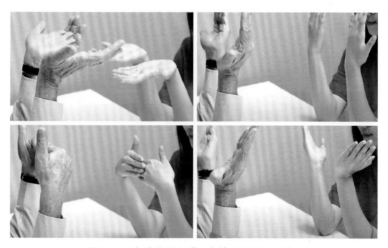

图3.6   腕关节的屈曲、背伸、桡偏和尺偏。

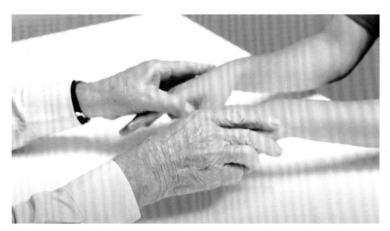

图 3.7　旋前位。

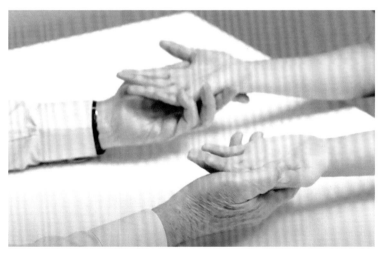

图 3.8　旋后位。

3.3 运动肌力

3.3.1 外在肌力

- 如前所述,每个手指的指深屈肌均止于远节指骨基底部,它是能够屈曲DIP关节的唯一肌腱。
- 为独立指深屈肌活动,保持MP、PIP关节于伸直位,从而限制指浅屈肌任何活动。
- 此时,DIP关节的任意屈曲仅是由指深屈肌的活动所致(图3.9)。
- 用这种方法检查拇指(拇长屈肌)和其余4指(图3.10)。
- 独立指浅屈肌活动的方法:保持4个手指中的3个手指于完全伸直位,从而限制指深屈肌的任何活动。

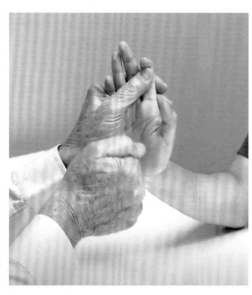

图3.9 示指指深屈肌检查。

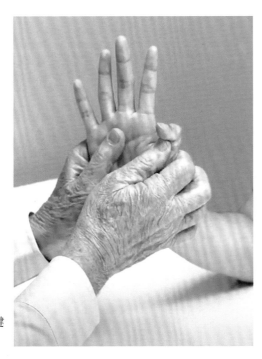

图 3.10 拇长屈肌腱检查。

● 此时，手指屈曲在 PIP 关节水平面，仅由指浅屈肌作用所致（图 3.11）。在自己身上测试一下，并观察手指 DIP 关节的松软状态。

● 用这种方法检查每根手指。

● 现在检查腕部（图 3.12）、手指（图 3.13）和拇指（图 3.14）的背伸，确保在检查手指背伸时 MP 关节处于背伸状态。

3.3.2 内在肌力

● 如前所述，正中神经和尺神经的运动功能有 3 种"试验"。

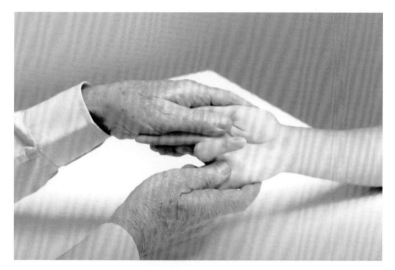

图3.11 指浅屈肌腱检查。

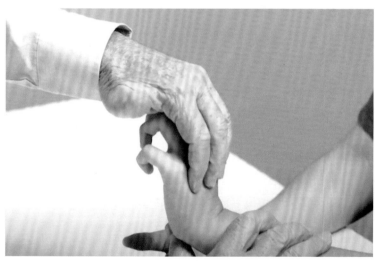

图3.12 腕关节背伸。

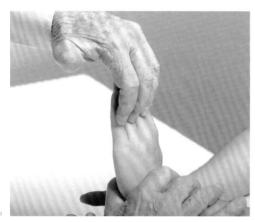

图3.13　四指背伸。

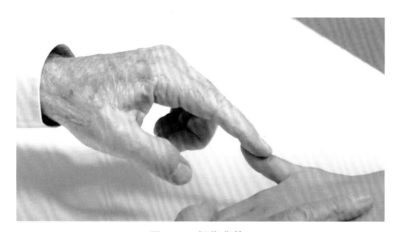

图3.14　拇指背伸。

-正中神经：

◆ 拇指外展（图3.15）。

◆ 拇指对掌（图3.16）。

◆ 大鱼际隆起处萎缩（图3.17）。

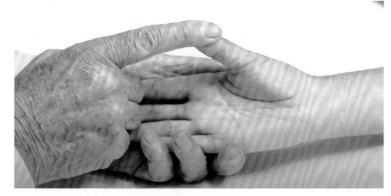

图 3.15 拇指外展。

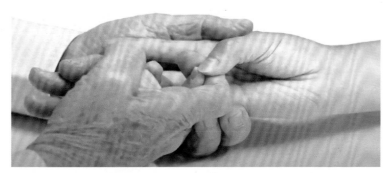

图 3.16 拇指对掌。

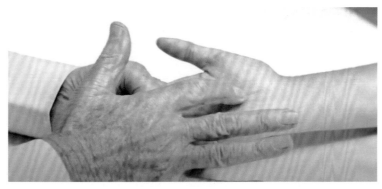

图 3.17 大鱼际隆起。

-尺神经：

◆ 手指外展(图3.18)。

◆ 手指内收(图3.19)。

◆ 拇指内收(图3.20)。

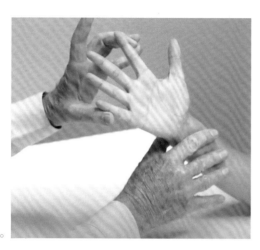

图3.18　手指外展。

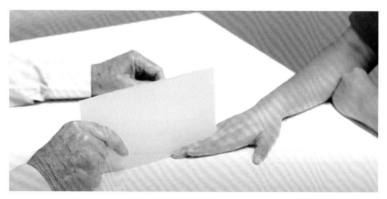

图3.19　手指内收。

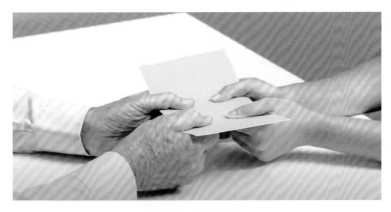

图3.20   拇指内收。

3.4   感觉功能检查

● 检查手指指尖的感觉功能,记得检查环指的两侧感觉功能。

● 检查3条神经绝对支配的区域:正中神经支配示指指尖、尺神经支配小指指尖,桡神经支配手背虎口。

3.5   血液供应

最后,如前所述,我们可以通过Allen试验来检查桡动脉和尺动脉的通畅性。

3.5.1   在20秒内检查手部感觉和运动功能

● 你可能已经注意到,当检查3条神经的运动功能时,至少有一项试验涉及拇指"正中神经的拇指外展(图3.21)、尺神经的拇指内收(图3.22)和桡神经的拇指背伸(复位)(图3.23)。

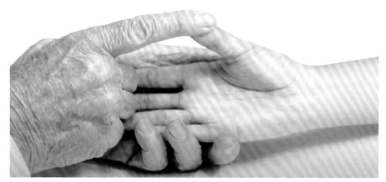

图 3.21 拇指外展。

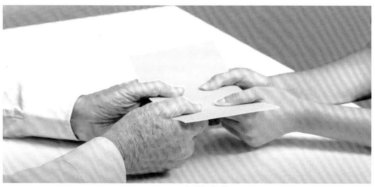

图 3.22 拇指内收。

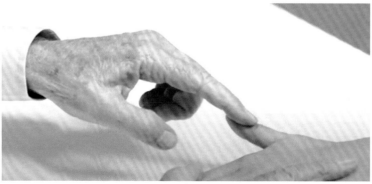

图 3.23 拇指背伸。

● 因此,我们只需用拇指就可以检查所有3条神经的运动功能。

● 接下来检查3个神经的独立支配区。

● 你可以在20秒内完成筛查神经的感觉和运动功能。

（石海飞 译）

第4章 手部的特殊检查

本章将阐述以下内容。

● 神经：

–腕管综合征。

–肘管综合征。

–桡管综合征。

● 肌腱病：

–桡骨茎突狭窄性腱鞘炎。

–肱骨外上髁炎。

–拇指和其他手指扳机指。

● 畸形：

–掌腱膜挛缩。

–钮孔状畸形。

–鹅颈畸形。

–槌状指。

● 不稳定：

–舟月骨不稳定——Watson 试验。

–拇指尺侧副韧带损伤——守门人拇指。

● 其他检查和体征。

–手内肌 Bunnell 试验。

-"OK"征。

-祈福征。

4.1　神经

4.1.1　腕管综合征

- 这种情况是由于正中神经在腕管内受压所致(图4.1)[3]。
- 症状：

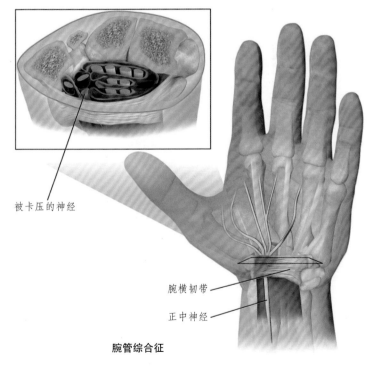

被卡压的神经

腕横韧带

正中神经

腕管综合征

图4.1　正中神经穿过腕管[3]。[Creative commons image: Blausen.com staff (2014). Blausen Medical[3]]

–拇指、示指、中指和环指的桡侧感觉麻木和刺痛,通常在夜晚和清晨尤为严重。

–偶尔有患者报告说他们白天时拿在手里的东西会掉落。

–症状严重时会有疼痛。

●体征:

–Tinel征:叩击腕管时出现的症状(图4.2)。

–腕掌屈试验:保持手腕屈曲30~60秒后诱发症状(图4.3)。严重情况下,症状可能在10秒或更短时间内出现。

–Durkan试验:用检查者的拇指直接按压在腕管上方诱发症状(图4.4)。

–晚期病例出现由正中神经支配的大鱼际肌无力或萎缩。

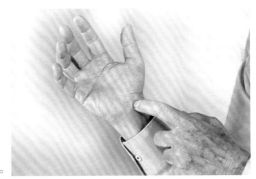

图4.2　Tinel征。

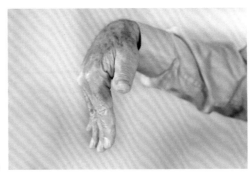

图4.3　腕掌屈试验。

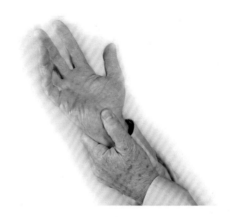

图4.4 Durkan试验。

4.1.2 注意:正中神经高位与低位损伤的鉴别

●时不时地会有这类已经做了腕管松解,甚至可能还做了进一步的松解但症状仍没有改善的患者。

●因此,值得注意的是,正中神经高位损伤可能表现出与正中神经低位腕管卡压类似的症状和体征。

●有2个特征可清楚地区分这2种疾病,一个是运动,另一个是感觉。

-运动:正中神经高位损伤后,拇指IP关节(拇长屈肌)的屈曲功能丧失,正中神经低位损伤则不会发生(腕管综合征)。

-感觉:注意正中神经掌皮支在腕管表面进入手掌,因此正中神经高位损伤时,手掌和大鱼际肌部感觉丢失,而正中神经低位损伤则不会出现。

4.1.3 肘管综合征

●肘管综合征是由于尺神经在肘管或肘关节内侧的相关结构受压所引起的(图4.5)。

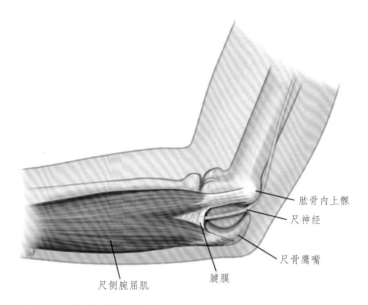

图 4.5　肘关节内侧及尺神经。(Copyright free image in public domain)

- 症状：

  - 包括小指和环指尺侧半部的麻木和感觉异常。它们可以是自发的，也可能与肘关节长时间屈曲有关，比如使用手机，可能会引起尺神经支配的手内在肌无力。

- 体征：

  - Tinel 征阳性（在肘关节后内侧尺神经上轻叩时主诉感觉异常）。

  - 尺神经支配的手内在肌无力或萎缩。

  - 严重的病例可能会发展成尺侧爪形手（见下面尺侧爪形手畸形的解释）。

4.1.4　桡管综合征

- 桡神经在距离肱桡关节水平以远 5cm 位置的管道内受到

压迫。

- 症状:

-前臂近端桡背侧向手腕放射痛。

-因疼痛而无力。

- 体征:

-肱骨外上髁远端的桡管压痛。(不要与肱骨外上髁炎压痛相混淆)

-中指伸指抗阻时疼痛。

-腕关节屈曲时被动旋前和抗阻旋后都产生疼痛。

4.1.5 尺侧爪形手

4.1.5.1 畸形的解释

图4.6显示尺侧爪形手的典型畸形环指和小指在MP关节水平过伸,并同时在PIP和DIP 2个指间关节处屈曲。

对这种畸形的解释很有启发性,也很令人满意。然而,在这方面需要理解2个不同的问题,一个是平衡瘫痪和不平衡瘫痪的区别,另一个是对手内在肌功能的理解。

平衡瘫痪与不平衡瘫痪的区别:

- 例如,一个人的上臂桡神经完全损伤而无法恢复。

- 这会导致腕伸肌功能丧失,不能对抗腕屈肌的动作导致

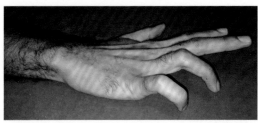

图4.6　尺侧爪形手。[Reprinted by permission (license number 5162190811 071) from Wakure et al.[6]]

腕关节下垂,最终畸形。

- 这是一种不平衡瘫痪,会导致畸形。
- 现在假设一个人臂丛神经损伤同时丧失屈肌和伸肌功能。
- 这是导致失能的平衡瘫痪。
- 不平衡瘫痪会导致畸形,平衡瘫痪导致失能。

值得注意的是,每种病情的治疗方法都不大相同。(注意:这适用于任何类似情况的一般外科或骨科原则)

- 如果一个人由于腕关节不平衡瘫痪而导致伸腕肌瘫痪畸形,治疗方法是将屈腕肌腱转位到伸腕肌上,使其获得部分的伸腕功能,从而恢复平衡。
- 反之,如果一个人由于屈肌和伸肌瘫痪而导致平衡瘫痪,从而导致失能,治疗方法是稳定腕关节,外部可以用夹板固定,也可以在手腕内部融合。

病情	结果	治疗
不平衡瘫痪→	畸形→	肌腱转位
平衡瘫痪→	失能→	稳定:外部或内部

手内在肌功能

- 要理解的第二个要素或原则是手内在肌的功能。
- 图4.7显示了手内在肌的收缩使MP关节屈曲,IP关节伸展。
- 要认识到,指深屈肌腱没有直接作用屈曲MP关节,该关节的屈曲是紧跟DIP和PIP关节的"卷起"动作,这点很重要。
- 因此,当手指伸展时,不能有"卷起"动作,而唯一的方法是通过手内在肌来完成。

4.1.5.2　尺侧爪形手畸形的解析

- 尺侧爪形手的畸形是手部环指和小指的MP关节水平过

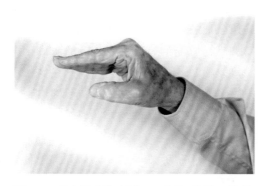

图4.7 手内肌功能:屈曲MP关节,伸展IP关节。

伸和IP关节屈曲。

- 首先来关注MP关节,回顾上文提到手内在肌能屈曲这些关节。在尺神经损伤时,手内在肌功能丧失,不能屈曲MP关节,但仍有主动(不平衡瘫痪)伸展。
- 因此,不平衡瘫痪有助于形成伸直畸形。
- 在IP关节水平,指深屈肌功能正常,而伸肌(即手内在肌)功能不正常,有助于形成屈曲畸形。

4.1.5.3 总结

尺侧爪形手,不平衡瘫痪时导致在MP关节水平伸直畸形和在IP关节水平屈曲畸形。

尺神经悖论

我们需要考虑尺神经高位与低位损伤之间的区别。

- 在低位损伤中,指深屈肌腱的功能导致IP水平的不平衡瘫痪,进而导致上文提及的这些关节屈曲畸形。
- 然而,在尺神经高位损伤中,小指和环指的屈指深肌(FDP)失去了它们的神经支配,因此,在DIP关节是平衡瘫痪引起的失能,而非不平衡瘫痪引起的屈曲畸形。
- 因此畸形不太明显。

● 因此使用了"悖论"这个术语。尺神经高位损伤导致的畸形比低位损伤少,而通常人们对尺神经高位损伤畸形相对于低位的预期刚好相反。

4.2 肌腱病

4.2.1 桡骨茎突狭窄性腱鞘炎

● 腱鞘炎累及第一背伸间室肌腱(拇短伸肌腱和拇长展肌腱)。

● 症状:

–桡骨远端桡侧与肿胀肌腱相关的疼痛和压痛。这种情况通常与怀孕有关,中年女性也常发生。

● 体征:

–桡骨远端桡侧受累肌腱肿胀。

–握拳尺偏试验(芬克尔斯坦试验)阳性:要求患者将拇指放至掌心,然后握拳(图4.8)。将做一个腕关节快速斜向尺侧的动作,手腕尺偏会诱发症状。检查时请患者尺偏主动腕关节,因为如果患者手腕由检查者来被动尺偏则会引起剧烈疼痛(图4.8b)。

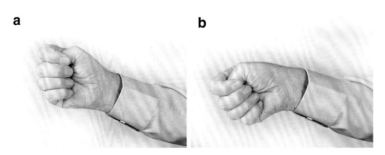

图4.8 (a)中立位,(b)尺偏位。

4.2.2 肱骨外上髁炎（网球肘）

- 肱骨外上髁炎是肱骨外上髁伸肌腱附着处炎症。桡侧腕短伸肌腱是最常见的受累肌腱。
- 症状：
  - 上肢活动，尤其是任何手掌朝下手臂上举时肘关节外侧疼痛加重。
- 体征：
  - 肱骨外上髁区域局部压痛。
- 阳性激发试验：
  - 肘关节伸直位，伸腕抗阻诱发症状。
  - 肘关节伸直位，中指伸指抗阻诱发症状。

4.2.3 拇指和其他手指扳机指

- 也称为"狭窄性腱鞘炎"，是A1滑车（滑车跨在手指根部活动的屈肌腱上方）增厚或炎症后屈肌腱肿胀。
- 症状：
  - 与屈指相关的停顿或卡锁伴疼痛。
  - 有痛性结节位于远侧掌横纹附近的手掌上。
  - 在严重的病例中，患指可能"卡锁"在屈曲位，需要用力或偶尔使用另一只手拉直手指。
- 体征：
  - 扳机样"咔嗒"与手指屈伸活动相关。
  - 手掌侧有触痛肿胀。

4.3　畸形

4.3.1　掌腱膜挛缩/疾病

● 这是一种影响手掌筋膜的纤维性疾病,常形成皮下结节和纤维束带,可进展为一个或多个手指屈曲畸形。男性发病多于女性,基因可能起主要作用。最常影响环指,其次是小指。

● 症状:

-通常发现手掌中无痛性的纵向增厚。

-发现涉及的手指无法充分伸直。

-在晚期,挛缩导致难以进行某些活动,如把手放在口袋里、洗脸时会导致眼睛受伤。

● 体征:

-沿手掌腕掌关节可扪及结节,绝大多数是无痛的(98%)。

-手不能平放在物体表面上,比如书桌。

-在进展期病例中,MP关节屈曲挛缩会干扰许多活动。

-IP关节可发生挛缩,并且很难处理。

4.3.2　钮孔状畸形

"Boutonniere"在法语中是钮孔的意思——由于伸肌腱破裂手指看起来像一个钮孔而得名(我相信,在法国会将这种畸形称为"La Buttonhole")。

● 伸肌腱位于中节指骨基底部止点处损伤,也可能是由炎症引起的。

● 症状:

-患指不能主动伸直PIP关节,同时不能屈曲DIP关节。

-可急性发作或随时间进展。

●体征：

–PIP关节屈曲固定和DIP关节的伸直固定的特征外观（慢性病例）（图4.9）。

4.3.3 鹅颈畸形

●手指PIP关节掌板和相关韧带因松弛而过伸，常见于类风湿关节炎（RA），但有时也发生于创伤后。

●症状：

–抓取物体和握拳困难。

–疼痛和肿胀，尤其是与类风湿关节炎相关的疼痛和肿胀。

–手指可能会"锁定"在过伸位，需要加以被动屈曲，才能进一步主动屈曲。

●体征：

–PIP关节过伸和DIP关节屈曲固定（图4.10）。

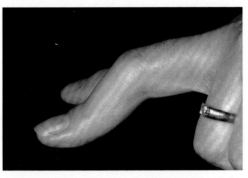

图4.9 钮状孔畸形：PIP关节屈曲固定，DIP关节伸直固定。

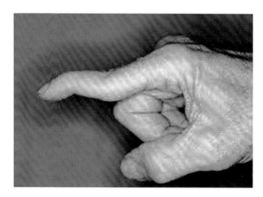

图4.10 鹅颈畸形:PIP关节过伸,DIP关节屈曲固定。

4.3.4 槌状指

● 外伤性的末节指骨基底处伸肌腱止点断裂或伸肌腱随着骨片一同撕脱(图4.11)[7]。

● 症状:

–起初疼痛和肿胀。

–无法主动伸展DIP关节。

● 体征:

–确认手指无法主动伸展DIP关节伴明显的屈曲畸形。

4.3.5 关节不稳定

4.3.5.1 舟月骨不稳:Watson试验

● 舟月韧带损伤是导致舟月骨不稳的最常见的腕骨间韧带损伤。X线显示舟骨和月骨之间有间隙(图4.12)。这可发展为舟月骨分离进行性腕关节塌陷(SLAC腕)。

● 症状:

–损伤史可能较久远。

–手腕"咔嗒"的疼痛和无力。

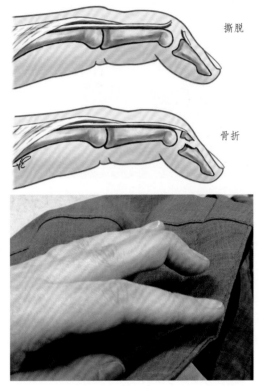

撕脱

骨折

图4.11 槌状指[7]。(Reprinted from Brukner[7])

● 体征：

● Watson试验阳性：

-检查者将拇指置于舟骨前侧的大结节(图4.13)。结节在正常的手上容易触及。

-腕关节微伸、尺偏时，结节突出消失。

-然后将手腕转向桡偏，同时拇指继续施加压力，发现舟骨向背侧移位。

-松开舟骨结节上的压力，可以感觉到背侧移位的舟骨回复至桡骨窝。

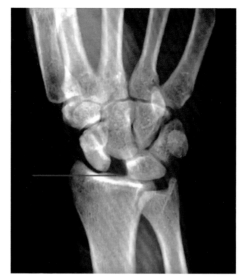

图4.12 X线显示舟月骨之间有间隙。

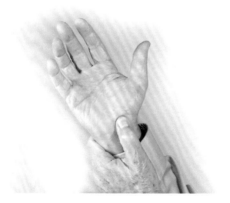

图4.13 检查者拇指置于舟骨的结节上。

4.3.5.2 拇指尺侧副韧带(看门人拇指)

● 看门人(或滑雪者)拇指是指由拇指尺侧副韧带(UCL)损伤引起的,可以是撕脱性骨折或韧带附着处的断裂(图4.14)。

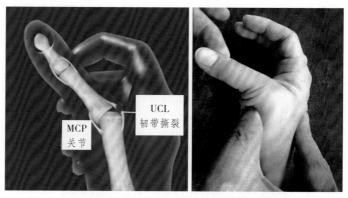

图4.14 UCL韧带撕裂。（Copyright free image in public domain）

- 总是同时检查桡侧副韧带的稳定性。
- 症状：
-捏握疼痛和无力。
- 体征：
-在拇指MCP关节伸直时检查拇指MP关节的不稳定性（图4.15）。均需与健侧手指对比。

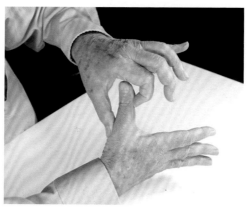

图4.15 稳定性检查。

4.4　其他检查和体征

4.4.1　手内在肌紧张的Bunnell试验

● 手内在肌的功能是屈曲MP关节和伸直IP关节。回顾手内在肌的功能很重要。

● 在正常情况下，MP关节伸直时，PIP关节可进行自如的主动和被动屈曲。

● 然而，当手内在肌紧张或挛缩时，MP关节的伸展会导致PIP关节主动和被动屈曲受限。

● 由于该区域解剖的复杂性，很难对该检查的病理生理学基础概念化。

● 一个类似的、更容易理解的概念是把它们看作在膝关节屈曲和伸展位置时脚踝的伸展范围。

● 随着膝关节的伸展，附着在股骨上的腓肠肌被拉伸，从而导致跟腱（TA）收紧，并对踝关节造成一定的伸展限制。

● 膝关节屈曲时腓肠肌放松，跟腱松弛，从而促使脚踝伸展的范围扩大。

● Bunnell试验是在MP关节的2种位置（伸展和屈曲）进行的，同时检查在这2种位置下PIP关节的活动范围。

● 如下表所示，只有4种可能性。请花点时间浏览这4种情况，一旦掌握，这些概念是非常令人满意的！

MP关节伸直位	MP关节屈曲位	诊断
PIP关节正常屈曲	PIP关节正常屈曲	正常
PIP关节屈曲受限	PIP关节正常屈曲	手内肌紧张
PIP关节正常屈曲	PIP关节屈曲受限	手外肌（伸肌）紧张
PIP关节屈曲受限	PIP关节屈曲受限	PIP关节病变

4.4.2　拇指基底部骨性关节炎研磨试验

● 拇指腕掌关节呈鞍状,可在关节的全部3个平面上运动。常常发展为骨关节炎(图4.16)。

● 症状:

–拇指基底部局部疼痛,尤其在相关部位活动时。

–晚期,拇指活动受限,无力。

● 体征:

–检查显示拇指基底部肿胀。

–关节桡背侧可触及骨赘。

–"研磨试验"阳性,拇指掌骨旋转时轴向加压,常引起疼痛伴捻发音。

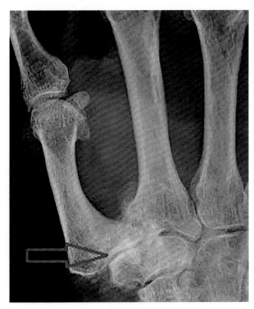

图4.16　X线显示关节炎。

4.4.3 "OK"征（骨间前神经综合征）

- 骨间前神经（AIN）是正中神经的运动分支，支配拇长屈肌（FPL）及示指和中指的指深屈肌（FDP）。
- 因此，AIN的损伤会导致示指DIP关节、拇指IP关节无法弯曲，无法做出"OK"中的"O"（图4.17）。
- 任何试图"指尖对捏"的动作都会导致"指腹对捏"（图4.18）。
- 因为AIN是纯粹的运动神经，所以损伤后没有感觉丧失。

4.4.4 祈福征

- 祈福征（图4.19），即由于正中神经高位损伤导致拇指、示指、中指的指深屈肌腱功能丧失。

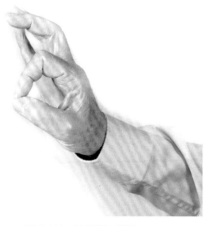

图4.17 显示"OK"征。

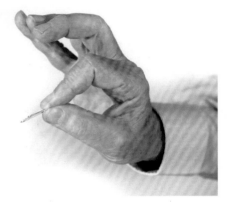

图4.18 指腹对捏。

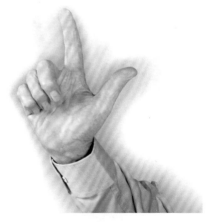

图4.19 祈福征。

- 注意:由于指深屈肌腱之间的连接,中指被动拉成屈曲状态。
- 值得注意的是,尺神经损伤可能导致伸手指时出现类似的图像。

（竺枫　译）

第 2 部分
手腕

第5章　手腕的解剖和功能

● 腕关节是一个双轴滑膜关节,其关节囊由前、后、侧方韧带支撑。

● 包括屈伸、桡尺侧偏和旋转的单个或组合动作(图5.1)。

● 腕关节由3个部分组成,即远桡尺关节、桡腕关节、腕中关节。

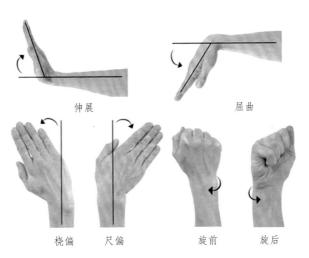

伸展　　　　　　　　　屈曲

桡偏　　尺偏　　　　旋前　　旋后

图5.1　手腕动作。(Copyright free image in public domain)

5.1 远桡尺关节

- 与近桡尺关节一样,尺骨本身没有旋转运动;桡骨在远端围绕尺骨头旋转。
- 然而,尺骨远端在旋前时可向后方和外侧移动,旋后时可向前方和内侧移动。

5.2 桡腕关节

- 与舟骨、月骨外侧连接的桡骨远端,同月骨内侧、三角骨连接的三角纤维软骨复合体(TFCC)组成桡腕关节(图5.2)。
- 顾名思义,TFCC是三角形的。TFCC连接桡骨远端内侧到尺骨茎突基底部(图5.3)[8]。

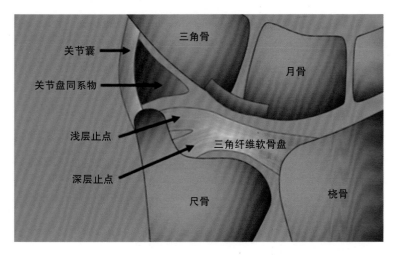

图5.2 与TFCC相连接的月骨和三角骨[2]。[Reprinted by permission (license number 5079691141351) from Current Radiology Reports: Springer Nature Simonet et al. [2]]

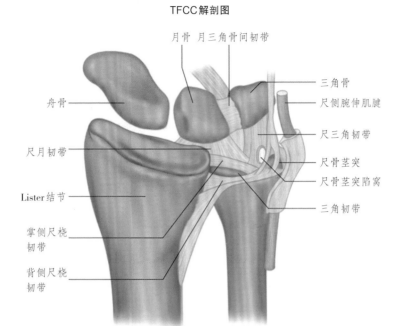

TFCC解剖图

月骨 月三角骨间韧带

舟骨

尺月韧带

Lister 结节

掌侧尺桡韧带

背侧尺桡韧带

三角骨

尺侧腕伸肌腱

尺三角韧带

尺骨茎突

尺骨茎突陷窝

三角韧带

图 5.3 TFCC 解 剖 图[8]。[Reprinted by permission（license number 5090681231588）from Dellon[8]]

- TFCC将桡腕关节与远桡尺关节分开。
- TFCC还稳定远桡尺关节，增强手腕的总体稳定性。

5.3 腕中关节

- 腕中关节由腕骨近排（舟骨、月骨和三角骨）与腕骨远排（钩骨、头状骨、大多角骨和小多角骨）组成（图5.4）[9]。
- 腕骨都是由非常结实的骨间韧带连接在一起的。
- 这些韧带中最重要且经常受损的2个韧带是舟月韧带和月三角韧带，这2个韧带损伤会导致"不稳定模式"（DISI 和 VISI）。

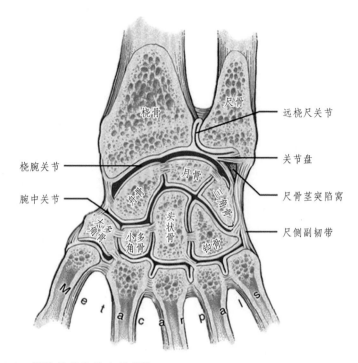

图 5.4 桡腕关节和腕中关节[9]。[Reprinted by permission (license number 5080740543124) from Elsevier, Çiğdem Ayhan, Egemen Ayhan Comparative Kinesiology of the Human Body (2020)]

关于腕骨的详细信息,请参阅 11~14 页;关于"不稳定模式",请参阅 103~107 页。

5.4 握力

- 这在 11~15 页中有讨论。如前所述,当握紧拳头时,手腕不仅会背伸,而且也会轻微尺移。
- 握力可以用测力计精确测量(图 5.5)。
- 在验证握力变化时,测力器也是非常有用的。

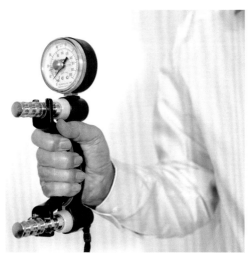

图5.5　测量握力的测力计。

5.4.1　注意：Acnestis

● 如前所述，手腕、肘关节和肩关节的功能主要是使手能够放在需要的地方。

● 手可以触及身体表面的每个部分，除了一个区域。

● 当你抓背时，你会意识到手无法触及背部，你不得不靠墙角或用一根杆子挠。

● 该区域位于肩胛间区域，随着年龄的增长而变大。

● 这一区域被称为"acnestis"（源自古希腊语，Aknestis=spine），也就是动物（和人类）无法触及的皮肤区域。

（陈博　译）

第6章 手腕的系统检查

● 与一般的关节检查一样,检查前一定要仔细记录病史,特别是任何损伤史。

● 与其他关节一样,如果不检查近端和远端关节(肘关节和腕关节),那么对手腕的检查是不完整的。

● 任何上肢检查(评估)都应包括颈部检查,因为颈部症状是手臂疼痛的常见原因。

6.1 检查和触诊

● 检查手腕的各个方面是否有任何异常。

● 始终与对侧进行比较。

● 可以很容易地触摸到手腕的几个重要标志:

-腕舟骨结节在腕部掌侧,易触及,令人惊讶的是,仅在腕部中心桡侧稍远于腕远纹处(图6.1)。

-豌豆骨也很容易在尺侧腕屈肌腱内,稍远于腕远纹处(图6.2)。

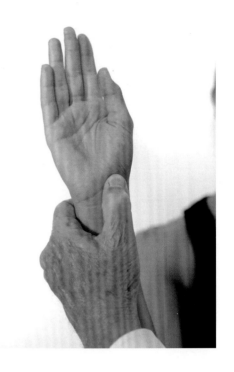

图 6.1 舟骨结节。

　　-将示指指尖放入鼻烟窝(图 6.3a)。稍微向远侧移动手指，你会碰到拇指掌骨的基底部(图 6.3b)。将手指稍微向近侧移动，你会感觉到桡骨茎突的尖端(图 6.3c)。将指尖的一半放在桡骨茎突上，另一半放在鼻烟窝里。如果现在腕关节尺偏，你会清楚地感觉到舟骨紧靠你的示指(图 6.3d)。

　　-为了触诊腕舟骨底部的背侧，将示指向下滑动至手腕背侧的第二和第三掌骨之间，直到指尖落在腕关节处的凹陷处(图 6.4)。完全弯曲手腕，你会再次感觉到舟骨紧靠你的手指。

　　-为了触诊月骨的背侧，将示指向下滑动到第四和第五掌骨之间，直到它落入腕关节的凹陷处(图 6.5)。再次弯曲手腕，你会很容易感觉到光滑的月骨表面，尤其是在完全弯曲时。请注意，月骨与远桡尺关节对齐(图 6.6)。

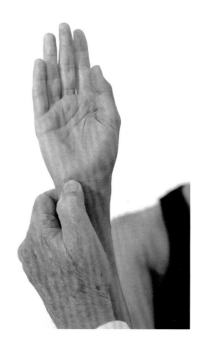

图6.2 豌豆骨。

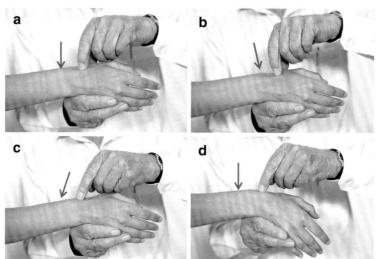

图6.3 鼻烟窝(a),拇指掌骨(b),桡骨茎突(c),舟骨尺偏(d)。

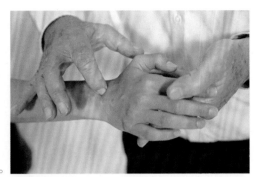

图6.4　舟骨背侧触诊。

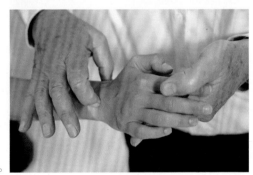

图6.5　月骨背侧触诊。

6.2　活动度

- 所有动作都是主动和被动进行的,并与对侧进行比较。
- 活动度是用测角仪来测量的。屈曲和伸展60°、桡偏20°、尺偏30°均为正常。
- 在大多数英语国家,当评估由于上肢活动度减少造成的损伤时,使用AMA5中的饼状图。
- 请参阅附录197页,该表给出了上肢所有关节活动度减小的损伤。

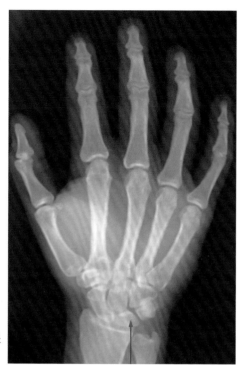

图6.6 月骨与远桡尺关
节成一直线。

● 使用这个表格,你就再也不用参考饼状图了! 我认为这是本书中最有用的一页。将其复印并叠好,我保证在进行上肢损伤评估时,它将会很实用!

● 对于任何关节的强直/关节融合术,只需添加表格中给出的损伤。

6.3 电机功率测试

● 测试电机功率的最佳方法是等距[1]电阻法。

1.肌肉两端保持固定,收缩产生增加的张力,但长度不变。

● 测试手腕受力屈曲(图6.7a)、伸展(图6.7b)和握力(图6.8)。

6.3.1　涉及的肌肉

● 屈曲：
-桡侧腕屈肌(FCR)。
-尺侧腕屈肌(FCU)。
-(次要:掌长肌、拇指和手指屈肌)。
● 伸展：
-桡侧腕长伸肌(ECRL)。
-桡侧腕短伸肌(ECRB)。

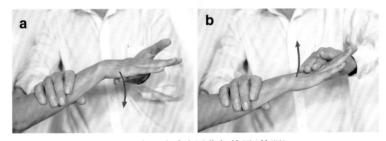

图6.7　(a,b)手腕屈曲与伸展(等距)。

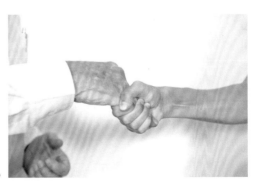

图6.8　握力。

-(次要:指伸肌)。

6.4 桡偏(外展)

- 桡侧腕屈肌、桡侧腕长伸肌和桡侧腕短伸肌同时作用。

6.5 尺偏(内收)

- 尺侧腕屈肌和尺侧腕伸肌同时作用。

(盛伟 齐伟亚 译)

第7章 手腕的特殊检查

本章将讲述下列特殊疾病的体格检查：

- 关节不稳定。
- 肌腱病。
- 骨关节炎。
- 腕管综合征。
- 三角纤维软骨复合体(TFCC)损伤。
- 月骨缺血性坏死。

7.1 关节不稳定——分类

A.腕关节不稳定。

B.远桡尺关节不稳定。

C.纵向不稳。

7.2 A.腕关节不稳定

a.舟月骨分离。

b.月三角骨分离。

(a)舟月骨分离。

- 舟月骨分离是腕关节不稳的最常见类型。
- 继发于舟月韧带复合体断裂(图7.1)。
- 图7.2a展示了月骨的正常位置[10]。
- 在舟月骨分离时,月骨旋转至过伸位(图7.2b)。
- 中间体背伸不稳定(DISI)。
- 在严重病例中,这将导致腕骨塌陷——舟月骨进行性塌陷(SLAC腕)(图7.2d)。
- Watson(舟骨轴移)试验可为阳性(见107页)。

(b)月三角骨分离。

- 月三角骨分离是腕关节不稳定的第二常见类型。
- 继发于月三角韧带断裂。
- 导致月骨掌侧旋转(图7.2c)。
- 称为中间体掌屈不稳定(VISI)。

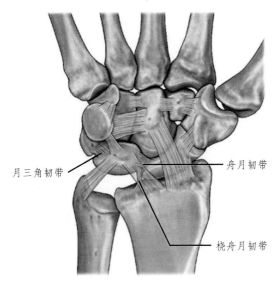

图7.1　舟月韧带撕裂。(Copyright free image in public domain)

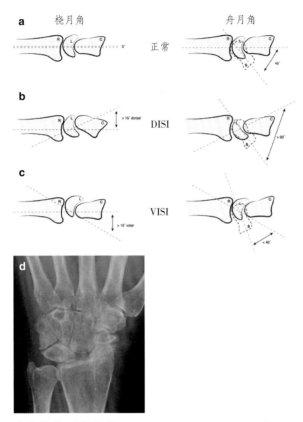

图 7.2　(a) 月 骨 正 常 位 置 。[Reprinted by permission （license number 5090741335154）from Buchanan and Koester[10]] (b) 中间体背伸不稳定（DISI）。(c) 中间体掌屈不稳定（VISI）[10]。(d) 腕骨进行性塌陷（SLAC 腕——舟月骨进行性塌陷）。

7.3　B.远桡尺关节不稳定

- 远桡尺关节的稳定性依靠强大的桡尺背侧及掌侧韧带、TFCC、骨性结构及骨间膜。

- 尽管远桡尺关节不稳定是常见疾病,但仍常被漏诊。
- 最常伴发于桡骨远端骨折,尤其是合并尺骨茎突骨折。
- 最可靠的体格检查是检查者用一只手稳定患者腕关节桡侧,另一只手对尺骨头施加压力,使尺骨头移位再复位,以此进行双侧对比,检查远桡尺关节的稳定性,即Ballottement试验(图7.3a)。

7.4 C.纵向不稳定

- 发生于桡骨头骨折伴随骨间膜撕裂。
- 导致桡骨向近端移位及远桡尺关节(DRUJ)继发性病理改变——E-L损伤(图7.3b)[11]。

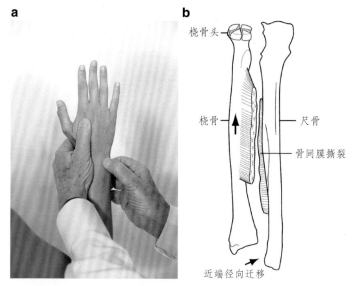

图7.3 (a)Ballottement试验和(b)E-L损伤[11]。[Reprinted by permission (license number 5083530551021) from Harrison et al[11]]

● 由于远桡尺关节不稳定,纵向不稳定常在初次就诊时被遗漏。

● 治疗时需将桡骨头早期复位,通常用克氏针将DRUJ临时固定。

● 如未早期处理,则预后不良。

7.4.1 Watson(舟骨轴移)试验

● 先在健侧手感受。检查者将拇指置于舟骨结节的掌侧。

● 在尺偏、腕部轻度伸展时,结节凸起处消失(图7.4a)。

● 然后将腕部转向桡偏及轻度屈腕,并在舟骨结节处继续施加压力,可感受到舟骨向背侧移位(图7.4b)。

● 撤除施加在舟骨结节的压力,可感受到向背侧移位的舟骨复位到桡窝。

7.5 肌腱病

A. 桡骨茎突狭窄性腱鞘炎。

B. 交叉综合征。

C. 伸肌腱腱鞘炎。

D. 屈肌肌腱炎。

7.5.1 A.桡骨茎突狭窄性腱鞘炎

● 此处的腱鞘炎累及第一背伸间室肌腱,包括拇短伸肌腱(EPB)和拇长展肌腱(APL)(图7.5)[4]。

● 该病常与怀孕有关,不常发生于中年女性。

● 症状为桡骨远端外侧的疼痛及相关肌腱的水肿和压痛。

–除了肿胀之外,身体体征还包括握拳尺偏试验阳性*。

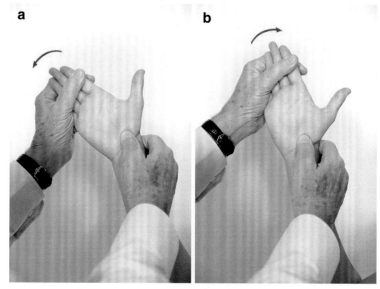

图7.4　Watson试验——腕尺偏(**a**)和桡偏(**b**)。

第一背伸间室

拇短伸肌腱

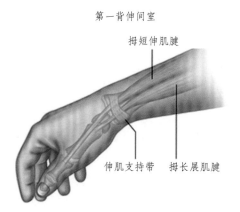

伸肌支持带　　拇长展肌腱

图7.5　桡骨茎突狭窄性腱鞘炎——第一背伸间室[4]。[Reprinted by permission (license number 5084021381245) from Martin and Awan[4]]

7.5.5.1　*握拳尺偏试验

要求患者在将拇指放至掌心并握拳(图7.6a),手腕尺偏可诱发症状(图7.6b)。告知患者主动尺偏腕关节,若检查者将患者腕关节被动尺偏则会引起剧烈疼痛!

7.5.2　B.交叉综合征

● 该病会影响腕背侧的第一和第二间室的肌腱,例如第一间室内的APL和EPB,以及第二间室的桡侧腕长伸肌(ECRL)和桡侧腕短伸肌(ECRB)。

● 当第一间室的肌腱跨过第二间室的肌腱时可感到摩擦感(图7.7)。

● 可能会出现疼痛、肿胀、压痛和捻发音。

● 不要与桡骨茎突狭窄性腱鞘炎混淆。

7.5.3　C.伸肌腱腱鞘炎

● 除上述A及B外,腱鞘炎还可累及其他伸肌间室的伸肌腱,即伸指总腱间室或ECRB或尺侧腕伸肌(ECU)。

● 体征和症状与其他腱鞘炎类似。

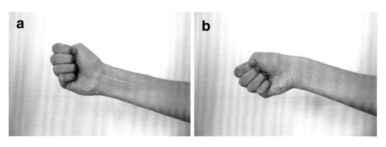

图7.6　(a)握拳尺偏试验——中立位,(b)尺偏位。

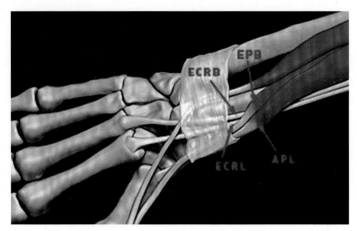

图7.7　交叉综合征。(Reprinted with permission from Radsource https://radsource.us/tendon-intersection-syndromes/)

7.5.4　D.屈肌肌腱炎

- 屈肌肌腱炎可累及桡侧腕屈肌(FCR)、尺侧腕屈肌(FCU)或手指的屈肌。
- 屈肌肌腱炎发病率低于伸肌腱。
- 在一些病例中,肌腱炎可能是非炎症性的"肌腱变性"。

7.6　骨关节炎

- 桡腕关节及远桡尺关节:
- 骨关节炎常发生在创伤后。
- 若发生在双侧关节,可能为炎性关节病,最常见的是类风湿关节炎或痛风。
- 也可能与月骨缺血性坏死(Kienbock病)有关(见下文)。
- X线片有助于确诊。

●拇指腕掌关节炎(图7.8)：

–这是一种关节退行性疾病，通常发生于中年女性，常为自发性疾病。

–据报道，女性发病率在1/10~1/3。

–很少因为炎症性疾病或创伤导致。

–发病率仅次于手指远指间关节(DIP)骨关节炎。

–表现为拇指基底部周围的疼痛和肿胀。

●舟骨大小多角骨关节(STT)(图7.9)：

–该病为退行性关节病，常于60岁左右发病。

–表现为大鱼际隆起基底部的疼痛。

–在这个年龄段发病率高达40%，但多数病例无症状。

–X线片有助于诊断。

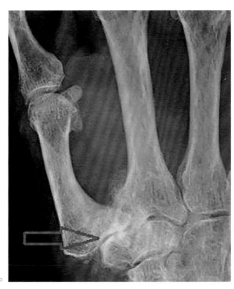

图7.8　腕掌关节炎。

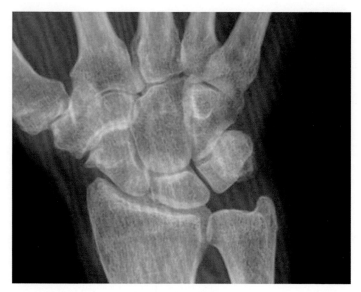

图7.9　STT关节炎。

7.7　腕管综合征

该病是由于通过腕管的正中神经卡压所致(图7.10)。

7.7.1　症状

- 包括拇指、示指、中指及环指桡侧的疼痛、麻木和刺痛,尤其在夜间和晨起时加重。
- 偶尔出现日间患者抓物不稳而掉落。
- 严重病例疼痛明显。

7.7.2　体征

- Tinel征:敲击腕管时可诱发症状(图7.11)。
- Phalen试验:维持腕关节屈曲30~60秒可诱发症状(图

7.12）。严重者在屈腕10秒即可出现症状。

● Durkan试验：检查者的拇指直接按压腕管可诱发症状（图7.13）。

● 正中神经支配的大鱼际无力或肌肉萎缩。

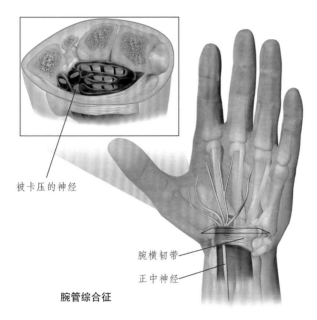

被卡压的神经

腕横韧带

正中神经

腕管综合征

图 7.10 腕管综合征[3]。[Creative commons image: Blausen. com staff (2014). Blausen Medical[3]]

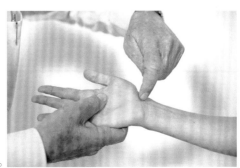

图 7.11 Tinel征。

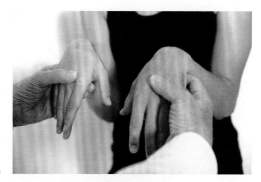

图7.12 Phalen试验。

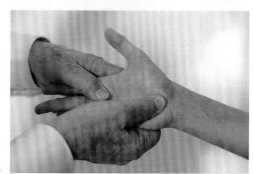

图7.13 Durkan试验。

7.8 三角纤维软骨复合体(TFCC)损伤

- 对TFCC解剖、功能的理解非常重要,详见90~91页(图5.3)。
- TFCC是位于腕部月骨、三角骨和尺骨头之间的负重结构。
- 随着年龄的增长,TFCC退变比较常见(70岁以上人群中几乎50%可出现);同样常发生于创伤后。
- 尺骨头关节面高于桡骨的尺骨变异人群更容易发生TF-CC损伤,这常继发于桡骨远端骨折合并桡骨短缩。
- 患者抱怨腕尺侧疼痛,偶尔合并弹响。
- 豌豆骨和尺骨头之间可能存在局部压痛。

7.9 月骨缺血性坏死（Kienbock症）

- 由于月骨血运减少（缺血性坏死）。
- 病因不明，但可发生于直接损伤、反复微小创伤或尺骨负变异。
- 常见于20~40岁的男性。
- 从轻症的第1期，仅从MRI可见月骨变化，到第4期，可见月骨周围腕骨及关节的进行性塌陷，病变发展分为4期（图7.14）。
- 症状为腕背疼痛到后期的腕关节活动减少。
- 体征包括腕背侧局部压痛，尤其是月骨表面的压痛，并可能出现腕背肿胀。
- MRI有助于确诊，尤其在早期。

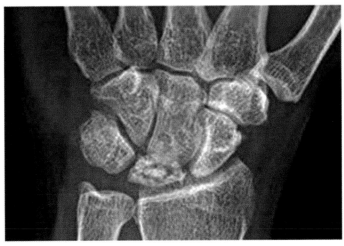

图7.14 月骨缺血性坏死。

（赵喆 译）

第3部分
肘关节

第8章 肘关节的解剖和功能

- 如第1部分所述,肘关节同肩、腕部一样,主要功能是能将手放在最有效的位置来完成其功能。
- 肘关节是一个滑膜铰链关节,肱骨远端与桡尺骨近端相连(图8.1)。
- 肘关节外侧是桡骨头与肱骨小头构成的肱桡关节;内侧是尺骨近端的冠突和鹰嘴与肱骨滑车构成的肱尺关节。
- 还应注意,近桡尺关节也包括在肘关节囊内。
- 肘关节本身唯一的运动是屈曲和伸直。
- 虽然在第5版永久性损伤评估指南(AMA5)中,肘关节运动的评估包括前臂旋前和旋后运动,但这些前臂旋转活动仅涉及近桡尺关节和肱桡关节中桡骨头的旋转。
- 旋前和旋后不涉及尺骨的旋转,只涉及远和近桡尺关节中桡骨的旋转,同时手随着桡骨的旋转而运动。
- 内外侧副韧带在冠状面上对肘关节起稳定作用。
- 内侧副韧带呈三角形,由3个部分组成(图8.2);尺神经紧贴在深部韧带表面。
- 外侧副韧带附着在伸肌总腱起点下方的肱骨外上髁上,并与环状韧带融合在一起(图8.3)。

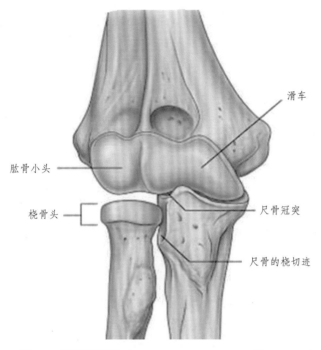

图8.1   肘关节解剖。(Copyright free image in public domain)

—环状韧带附着在尺骨的桡骨切迹上,并环绕桡骨头,允许其在韧带内自由旋转(图8.2和图8.3)。

● 桡骨和尺骨之间的骨间韧带有重要的功能:由于其纤维的特殊排列方向,它可防止桡骨在尺骨上向近端移位,同时使负荷从桡骨转移到尺骨(从腕到肘)(图8.4)[12]。

● 肘关节伸直时,前臂相对于肱骨有轻微的外翻,这就是所谓的"提携角",女性(10°~15°)略大于男性(5°~10°)(图8.5)。这个角在旋前位和肘关节屈曲时不明显。

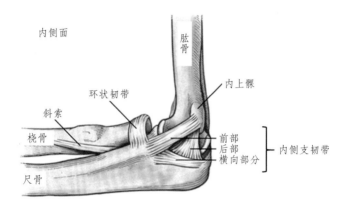

图 8.2 肘关节内侧副韧带。（Reprinted with permission from Clinicalgate www.clinicalgate.com）

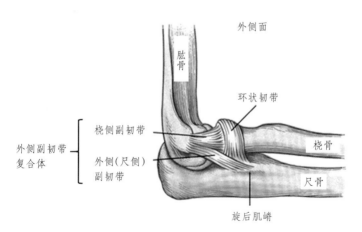

图 8.3 肘关节外侧副韧带。（Reprinted with permission from Clinicalgate www.clinicalgate.com）

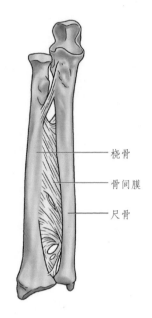

桡骨

骨间膜

尺骨

图 8.4   骨间韧带[12]。[(Reprinted by permission (license number 5094040808016) from Zhang R. Surgical treatment of RSTS in forearm and elbow area. In: Zhang R, editor. Surgery for recurrent soft tissue sarcoma. Singapore: Springer; 2020. https://doi. org / 10.1007/978-981-15-1232-2_15]

● 肘关节屈曲是肱二头肌和肱肌引起的,肱二头肌还可使前臂旋后。肘关节的伸直是由肱三头肌引起的。

● 注意:前臂的 3 条主要神经与肘关节的关系(图 8.6)。

–桡神经从伸肌间室穿过外侧肌间隔进入肘窝,然后分为 2 个终末分支,即感觉支和骨间后神经。

–尺神经穿过内侧肌间隔,从肱骨内上髁后方通过。

–正中神经穿过位于肱动脉内侧的肘窝前部。

● 肱动脉在肘窝处穿过肘关节前部,位于正中神经的外侧(图 8.7)。

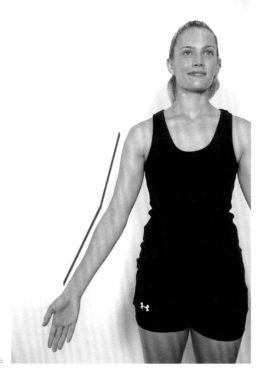

图8.5 提携角。

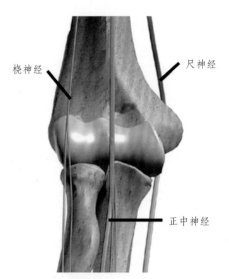

桡神经

尺神经

正中神经

图8.6 与肘关节有关的主要神经。(Copyright free image in public domain)

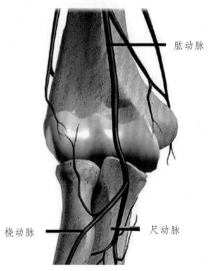

肱动脉

桡动脉

尺动脉

图8.7 肘前肱动脉。(Copyright free image in public domain)

（张文龙　译）

第9章 肘关节和前臂的系统检查

● 与一般的关节检查一样,检查前需要仔细询问病史,尤其是任何外伤史。

● 涉及肘关节时,通常需要询问关于尺神经损伤的症状。

● 与其他关节一样,如果不检查近端和远端关节(肩和腕),那么对于肘关节的检查就是不完整的。

● 鉴于颈部的相关症状是引起上肢疼痛的常见原因,所以任何关于上肢的检查/功能评估都必须包括颈部检查。

9.1 视诊与触诊

● 检查肘关节的前部、后部及内外两侧。

● 需要与对侧进行比较。

● 注意提携角的任何改变。

● 对经常受损的桡骨头进行触诊是很必要的。

–肘关节屈曲时,将拇指置于肱骨外上髁稍远端位置,同时用另一只手转动前臂(图9.1a,b)。

–拇指可很容易地感知到旋转的桡骨头。

● 触诊肱骨内上髁后方的尺神经。

● 检查肘关节的稳定性(图9.2a,b)。

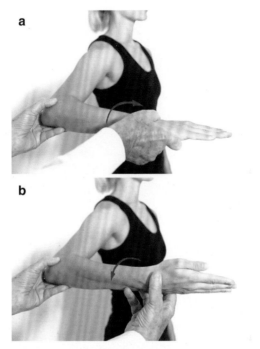

图9.1　(a,b)在旋前(上)和旋后(下)触诊桡骨头。

–这需要在屈肘20°~30°时进行。

–注意:肘关节伸展时被肱骨和尺骨近端的滑车结构"固定"。

–检查者用一只手稳定肘关节,用另一只手对前臂远端施加外翻或内翻压力。

●后外侧旋转的不稳定性(PLRI)(图9.2b)。

–这是外侧副韧带复合体功能不全所致。

–这是肘关节最常见的不稳定类型。

–桡骨近端和尺骨作为一个单元一起外旋,伴桡骨头相对于肱骨小头的后侧半脱位或脱位。

–近桡尺关节无不稳定。

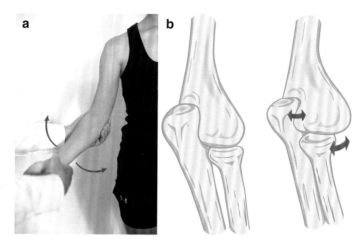

图9.2 (a)测试肘关节的稳定性。(b)后外侧旋转的不稳定性(PLRI)。

9.2 活动度

● 所有动作都是主动、被动地进行,并与对侧进行比较。

● 肘关节屈曲和伸展的范围采用测角仪测量(图9.3a,b)。

● 正常肘关节屈伸活动范围为0°~140°(0°时肘关节完全伸展)。

● 前臂旋后时,测角仪于桡骨轴线平行放置。

● 在肘关节屈曲90°并抵住身体时进行旋前和旋后功能检查(图9.4a,b)。

● 正常肘关节旋转活动范围为0°~80°/90°。

● 虽然旋前和旋后的大部分动作发生在桡骨和尺骨之间,但手腕也有额外的少部分贡献。

● 如果主动活动有任何限制,测试被动活动的范围通常可能有助于确定主动活动受限的原因。这些原因可能包括骨骼畸形,以及由于肌肉或神经障碍引起的肌肉或关节囊紧张或无力。

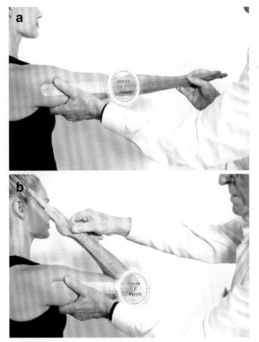

图9.3 (a,b)伸展(上)和屈曲(下)。

9.2.1 旋前和旋后

以下是关于旋前和旋后的相对重要性需要思考的问题。

● 如果你需要在旋前受限和旋后受限之间做出选择,你会如何选择?

● 举个例子,你的肘关节旋转失去了一半的活动范围,只剩下了45°的旋前和旋后。

● 请在查看131页的答案前做出选择[+]。

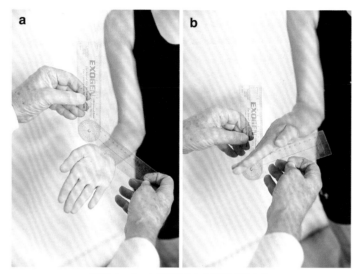

图9.4 (a,b)旋前(左)和旋后(右)。

9.3 检查活动能力

● 检查活动能力的最佳方法是肌肉抗阻力等长收缩[1]。

● 最佳位置是肘关节保持直角,抵抗屈曲(图9.5a)、伸展(图9.6b)、旋前(图9.6a)和旋后(图9.6b)。

● 同时检查腕关节屈曲(图9.7a)和伸展(图9.7b)的抗阻力能力。

1.肌肉的起止点两端固定,长度不变的前提下收缩增加张力。

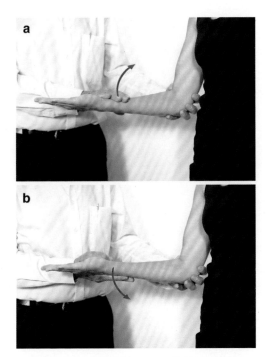

图9.5　抵抗屈曲(a)和抵抗伸展(b)。

9.3.1　涉及的肌肉

屈曲：
- 肱二头肌。
- 肱肌。

伸展：
- 肱三头肌。

旋后：
- 肱二头肌。
- 旋后肌。

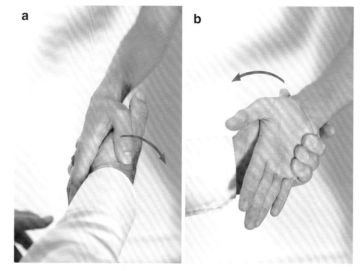

图9.6　抵抗旋前(a)和抵抗旋后(b)。

旋前：
- 旋前圆肌。
- 旋前方肌。

9.4　感觉检查

- 上肢3个主要神经的检查已在46~50页描述。
- 另外,需要检查前臂内侧、外侧和后侧皮神经(图9.8a,b)。

9.4.1　 ⁺旋前和旋后

- 如果你的前臂只能旋后45°,那你就无法在对面的脸部涂抹剃须膏或润肤霜,你也无法接过找零的硬币,而且虽然你的手能到达会阴部,但你却无法做出擦的动作!

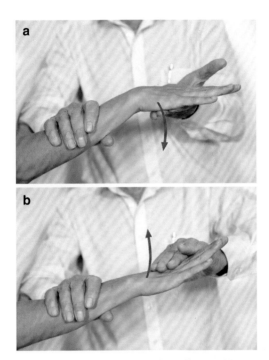

图9.7 （a,b）腕部屈曲和伸展（等长收缩）。

● 因此，丧失旋后能力是一种非常严重的残疾，因为你无法将你的手完全置于旋后的位置；当你试图这样做时，你的身体就会成为障碍。

● 但如果你的前臂只能旋前45°，要使你的手完全置于旋前的位置，你只需要使你的肩膀外展到45°。

● 如果你坐着的时候想把手平放在桌子上，只需肩膀稍微内旋即可。

（值得注意的是，AMA5判定丧失旋前运动功能的损害大于丧失同等程度旋后的损害。）

9.4.2 肱三头肌的功能——一个有指导意义的案例

众所周知,例如,要使用拐杖或推动轮椅,积极主动的肱三头肌功能/肘部伸展是必需的。

需要注意的是,在重力的作用下肘关节被动伸展,而肱二头肌的偏心收缩也起到部分作用*。

所以在日常使用中,主动伸展肘关节的频率是怎样的?

图 9.8 (a)前臂内侧、外侧和后侧皮神经。[Creative commons image: Henry Gray (1918) Anatomy of the Human Body Bartleby. com: Gray's Anatomy, Plate 811] (b) 前臂内侧、外侧和后侧皮神经。[(Creative commons image: Henry Vandyke Carter, Public domain, via Wikimedia Commons](c)等长、同心和偏心收缩。(Copyright free image in public domain)(待续)

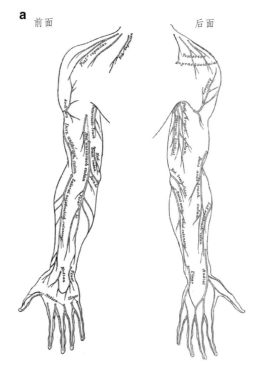

a 前面　　　　　　　后面

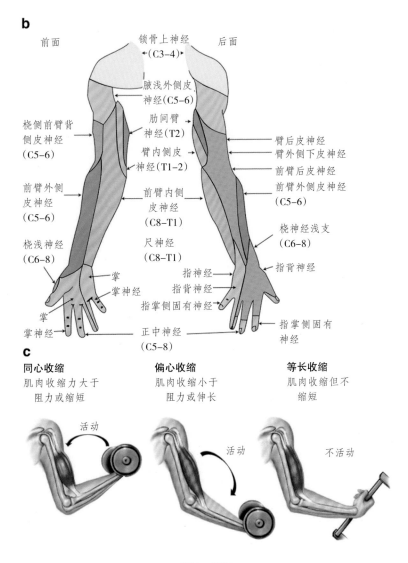

b

前面　　　　　　　锁骨上神经　　后面
　　　　　　　　　（C3-4）

腋浅外侧皮
神经（C5-6）

桡侧前臂背　　　肋间臂
侧皮神经　　　　神经（T2）
（C5-6）　　　　臂内侧皮　　　　　　臂后皮神经
　　　　　　　　神经（T1-2）　　　　臂外侧下皮神经
　　　　　　　　　　　　　　　　　　前臂后皮神经
前臂外侧　　　　前臂内侧　　　　　　前臂外侧皮神经
皮神经　　　　　皮神经　　　　　　　（C5-6）
（C5-6）　　　　（C8-T1）

桡浅神经　　　　尺神经　　　　　　　桡神经浅支
（C6-8）　　　　（C8-T1）　　　　　（C6-8）

　　　　　掌　　　　　　　　指神经　　　　指背神经
　　　　掌神经　　　　　指背神经
　　　　　　　　　　指掌侧固有神经
　　掌　　　　　　　　　　　　　　　　指掌侧固有
掌神经　　　　　正中神经　　　　　　神经
　　　　　　　　（C5-8）

c

同心收缩	偏心收缩	等长收缩
肌肉收缩力大于 阻力或缩短	肌肉收缩小于 阻力或伸长	肌肉收缩但不 缩短

活动　　　　　　　活动　　　　　　不活动

图9.8（续）

我见过一位60多岁的女士,她的肱三头肌从尺骨鹰嘴上撕脱。由于种种原因,这个损伤还没有恢复,在我检查的时候,她肘关节无法主动伸展。

她告诉我,她意识到自己只有两件事无法做到。思考并在下文寻找答案!#

9.4.2.1 *偏心收缩

偏心收缩听起来像是一种自相矛盾的说法,因为尽管它被称为"收缩",但肌肉却伸长了。没有人真正知道它的机制!

以一个手臂举起重物为例,如肱二头肌弯曲。有3种可能性(图9.8c):

- 同心收缩:肌肉随着肘关节的弯曲而缩短。
- 等长收缩:肌肉长度没有变化,肘关节不动。
- 偏心收缩:随着肘关节的伸展,肌肉伸长。

肱二头肌弯曲的例子是明显的。下楼时股四头肌同样是偏心收缩。如果没有股四头肌的偏心收缩,膝关节就会轻易损坏。还有许多其他不太明显的例子。

9.4.2.2 #关于肱三头肌功能的答案

这位女士意识到自己无法做到的两件事:

- 用她的吹风机,因为它会直接落在她的头上。
- 切肉!

(赵治伟 译)

第10章 肘关节的特殊检查

10.1 肱骨外上髁炎(网球肘)

肱骨外上髁伸肌腱附着处的炎症或小撕裂。桡侧腕短伸肌是最常见的受累肌腱。

10.1.1 症状

- 通常自发性出现或在用力/重复伸腕后出现。
- 肘关节外侧疼痛或有烧灼感。
- 通常伴有软弱无力感。

10.1.2 体征

- 阳性激发试验：
- 伸肌总腱起点处的局部压痛(图10.1)。
- 做以下动作可使症状重现：
- 手腕的伸展抵抗(图10.2)。
- 中指的伸展抵抗(图10.3)。

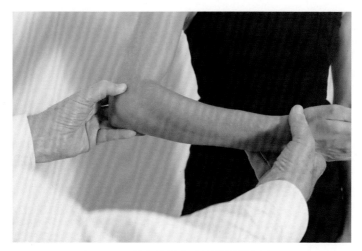

图 10.1 伸肌总腱起点处的局部压痛。

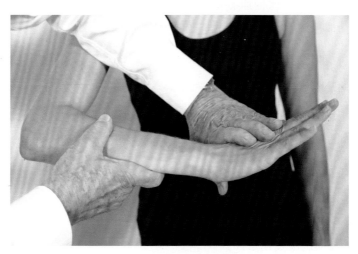

图 10.2 手腕的伸展抵抗。

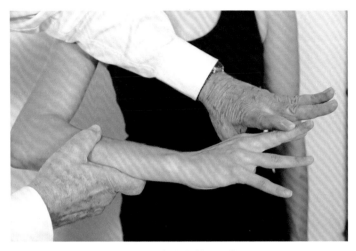

图10.3　中指的伸展抵抗。

-肘关节屈曲时,被动屈曲手腕(图10.4)。

-尝试手掌向下提起物体,但手掌不能朝上(图10.5)。

10.2　肱骨内上髁炎(高尔夫球肘)

肱骨内上髁屈肌总腱起点附着处损伤,最常见于桡侧腕屈肌或旋前圆肌的变性或撕裂。

10.2.1　症状

● 通常自发性出现或在手腕和手用力/重复运动后出现。

● 肘部内侧疼痛或有烧灼感,尤其是与腕部或手的用力有关。

● 通常伴有软弱无力感。

● 可能伴有环指和小指感觉异常(尺神经受累)。

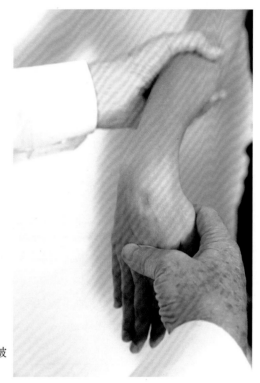

图 10.4 手腕强制被动屈曲。

10.2.2 体征

● 阳性激发试验:
-伸肌总腱起点处的局部压痛(图 10.6)。
● 做以下动作可使症状重现:
-手腕的屈曲抵抗(图 10.7)。
-前臂的旋前抵抗(图 10.8)。
-尝试手掌向上提起物体(图 10.9),但手掌不能朝下。

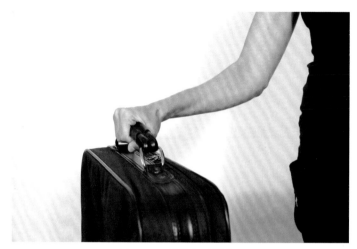

图10.5　手掌向下提起。

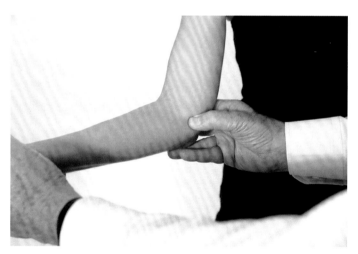

图10.6　伸肌总腱起点处的局部压痛。

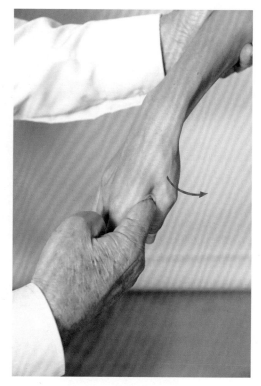

图10.7 手腕的屈曲抵抗。

10.3 尺神经损伤

这些均在第1部分中有涉及。

- 运动功能检查：36、38、40~43页。
- 感觉功能检查：46~48页。
- 爪形手：72~74页。

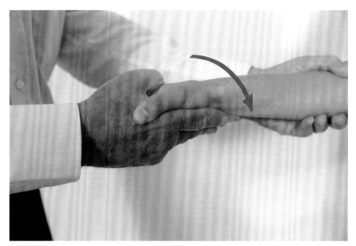

图10.8　内旋抵抗。

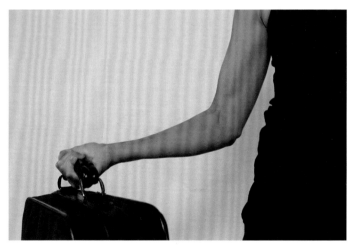

图10.9　手掌向上提起物体。

10.4 关节炎

10.4.1 A.炎性关节炎

与所有关节一样,肘关节易患各种类型的炎性关节炎。最常见的疾病是痛风、假性痛风和类风湿关节炎。

10.4.1.1 痛风与假性痛风

- 通常累及鹰嘴滑囊,但也可累及肘关节本身。
- 诊断依据:

–血尿酸检测(痛风)。

–关节/滑囊穿刺抽吸物含尿酸盐晶体(痛风)或焦磷酸钙晶体(CPPD)可判定为假性痛风。

–X线显示关节侵蚀(痛风)或软骨钙质沉着(假性痛风)。

10.4.1.2 类风湿关节炎

- 可能影响关节本身或滑囊。
- 常合并有肘部和前臂背侧类风湿结节。
- 通常有关节肿胀伴活动受限。
- 在晚期,X线片上可见关节破坏。

10.4.2 B.骨关节炎

- 可能是原发或继发于创伤。
- 症状包括疼痛、僵硬。

10.4.2.1 体征

- 活动范围减小伴关节活动时的骨擦音。
- 滑膜增厚、骨赘形成。
- 畸形、不稳定。
- X线片可见关节间隙变窄、关节面硬化、骨赘形成、关节面侵蚀和丢失等典型征象。

10.5 肱二头肌远端肌腱撕脱

这种情况大多发生在肘关节抗阻力屈曲的急性损伤之后。肱二头肌肌腱于桡骨粗隆上的附着点撕脱(图10.10)[13]。

10.5.1 症状

- 肘前部有剧烈疼痛的撕裂感。
- 肱二头肌盘绕形成局部隆起、肿胀。
- 肘部和前臂有瘀青。

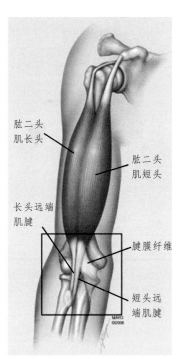

肱二头肌长头

肱二头肌短头

长头远端肌腱

腱膜纤维

短头远端肌腱

图 10.10 桡骨粗隆上的肱二头肌附着点[13]。[Reprinted by permission (license number 5084070660438) from Athwal et al. [13]]

10.5.2 体征

漏诊并不少见,急性期结束后,下列体征会变得明显:

- 上臂肿胀,如上所述(图 10.11)。
- 肘部和前臂有肿胀和瘀青。
- 肘关节屈曲和前臂旋后力量差,这也是肱二头肌的 2 个主要功能[1]。
- 尽管肘关节力量下降,但仍有主动屈曲(肱肌)及前臂旋后(旋后肌)。
- "钩状试验"(图 10.12)在延迟病例中检测肱二头肌断裂非常有用[2]。

10.6 肘外翻和肘内翻

上面已经提到"提携角"。男性的提携角平均为 5°~10°,女性为 10°~15°。

10.6.1 肘外翻

- 肱骨与前臂之间的夹角增加,肘部伸展并完全旋后,即前臂偏离中线。
- 特纳综合征[3]或努南综合征[4]可能导致出生时肘外翻加重。

1.回想一下,肱二头肌"插入开瓶器,然后拔出瓶塞"。

2.肘部呈直角,患者主动旋后前臂。正常情况下,检查者可将示指"钩"在完好的肱二头肌外侧肌腱下(图 10.12)。肱二头肌断裂时,肌腱已无法触及,只出现一个间隙。

3.特纳综合征:只影响仅有一条 X 染色体的女性。

4.努南综合征:一种导致发育迟缓和骨骼畸形的基因突变。

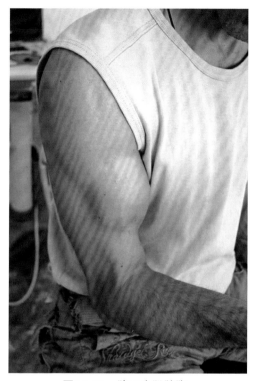

图10.11 肱二头肌肿胀。

- 在后期,肘外翻是由于肱骨远端骨折畸形愈合而发生的。
- 可能导致迟发性尺神经麻痹。

10.6.2 肘内翻

- 肱骨和前臂之间的角度减小,伸展的前臂向身体中线偏移。
- 这被称为"枪托畸形",通常在髁上骨折畸形愈合后出现。

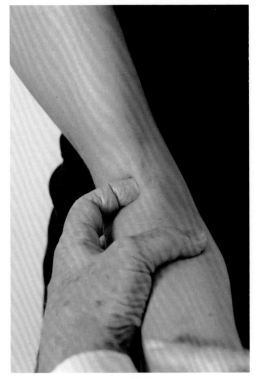

图10.12　钩状试验。

10.7　其他

10.7.1　鹰嘴滑囊炎

- 鹰嘴滑囊（图10.13）覆盖在肘关节尖部，在皮肤和骨头之间起缓冲作用[14]。
- 它是一个薄薄的囊，含有少量的润滑液，使皮肤在骨头上能自由移动。
- 如果滑囊发炎或感染，润滑液积聚增加，滑囊肿胀。

● 鹰嘴滑囊炎有多种机械原因,包括长期压迫、摩擦或外伤。它可在没有明显诱因的情况下发生。

● 如前所述,类风湿关节炎和痛风都可能与鹰嘴滑囊炎有关。

● 主诉是肿胀,但也可能有疼痛。特别是存在炎症和感染时。

● 当只有滑囊轻微肿胀表现时,偶尔可触诊到囊内的小"种子"。

10.7.2 剥脱性骨软骨炎

● 通常发生在10岁以上的儿童。

● 部分骨坏死,原因不明,可能与血管因素有关。

● 可能与创伤有关。

● 骨碎片和上面的软骨可能分离,并在关节内成为一个游离体。

● 症状为疼痛,肘关节可能无法完全伸直,如果碎片已分

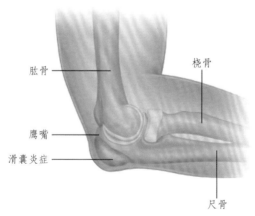

图 10.13 鹰嘴滑囊炎[14]。[Reprinted by permission (license number 5084080062547) from Fox J., Duquin T. (2017) Olecranon Bursitis. In: Eltorai A., Eberson C., Daniels A, editors. Orthopedic surgery clerkship. Cham: Springer. https://doi.org/10.1007/978-3-319-52567-9_20]

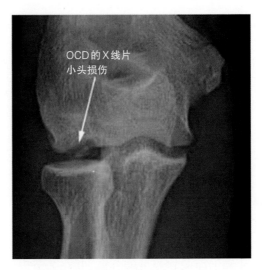

OCD的X线片
小头损伤

图10.14 剥脱性骨软骨炎（OCD）。

离,肘关节可能出现交锁。

- 体征包括肘关节外侧压痛、肘关节完全伸直可能丧失,以及上述提到的肘关节交锁。
- X线片显示病变;可能不明显,与骨塌陷或关节内游离体有关(图10.14)。

10.7.3　肘关节松弛

- 常见的病因有剥脱性骨软骨炎、外伤或与骨关节炎相关。
- 主诉是肘关节间歇性交锁和解锁(大多数情况)。
- 可能存在疼痛,特别是与关节炎相关时。

（刘安　译）

第4部分
肩部

第11章 肩部的解剖和功能

11.1 肩带的关节

肩带由4个关节组成：

A. 盂肱关节。

B. 肩锁关节。

C. 胸锁关节。

D. 肩胛胸壁关节。

11.1.1 A.盂肱关节

● 大的肱骨头和小的浅梨形关节盂构成的球窝关节（图11.1）[15]。

● 关节盂唇加深关节盂（图11.2）。

● 肱骨头和盂唇的大小差异允许关节进行大范围的活动，但关节稳定性差。

● 周围的肌肉和韧带增加了关节的稳定性。

● 涉及5条韧带，即盂肱上韧带、盂肱中韧带、盂肱下韧带（并入关节囊）、肱横韧带和喙肱韧带（图11.3a）。

● 肱二头肌长头腱（LHB）起源于盂上结节，并在远端穿过盂肱关节（图11.3b）。

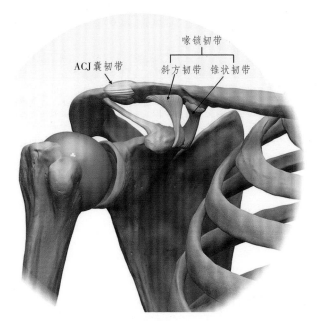

图 11.1　盂肱关节[15]。[Reprinted by permission (license number 5103380795253) from Marcheggiani Muccioli et al.[15]]

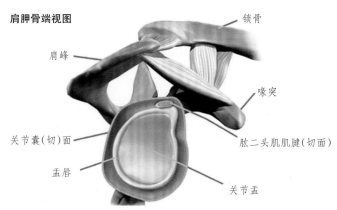

图11.2　盂肱关节。(Copyright free image in public domain)

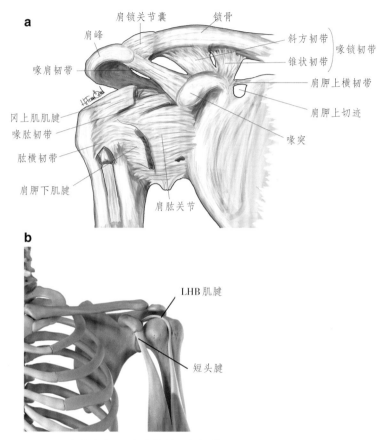

图 11.3 （a）稳定盂肱关节的 5 条韧带[16]。[Reprinted by permission (license number 5084620511798) from Yılmaz et al. [16]]（b）肱二头肌肌腱。（Copyright free image in public domain）

11.1.2 B.肩锁关节

- 锁骨外侧端和肩胛骨肩峰内侧缘构成的平面滑膜关节。
- 关节表面覆盖纤维软骨,而非透明软骨。
- 关节囊表面覆盖纤维软骨盘,分隔关节。

● 稳定关节的2条主要韧带：

–固有韧带，即肩锁韧带（关节囊的一部分），是从肩峰向上延伸到锁骨外侧的四边形韧带。

–外侧韧带，即喙锁韧带，由两部分组成，锥状韧带（锥形）和从喙突延伸到锁骨的斜方韧带（形状像斜方石）（图11.4）。

● 喙锁韧带是肩锁关节的主要稳定结构，它将整个上肢悬挂在锁骨上。

11.1.3　C.胸锁关节

● 胸骨柄和第一肋软骨上缘构成的滑膜关节（图11.5）。

● 事实：它是唯一连接上肢和躯干的真正关节（肩胛胸壁关节不是真正的关节，见下文）。

● 关节被纤维软骨关节盘分隔为2个间室。

● 与肩锁关节一样，关节表面覆盖纤维软骨而不是透明软骨。

● 重要且非常强壮的韧带（图11.6）[17]：

–胸锁韧带——胸锁前韧带、胸锁后韧带。

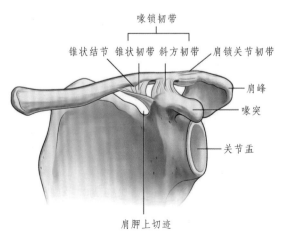

图11.4　喙锁韧带。(Copyright free image in public domain)

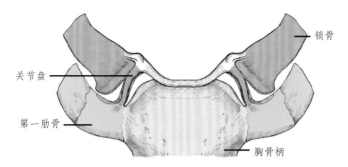

图 11.5　胸锁关节。（Reproduced with permission from TeachMeAnatomy https://teachmeanatomy.info/upper-limb/joints/sternoclavicular/）

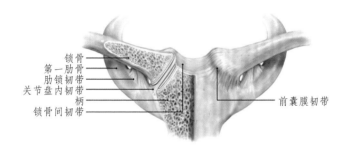

图 11.6　SCJ 韧带[17]。[Reprinted by permission (license number 5084560127 506) from Geeslin et al.[17]]

　　–锁骨间韧带。

　　–肋锁韧带。

　　● 强有力的韧带使得胸锁关节很少发生脱位；锁骨通常会在韧带断裂之前骨折。

　　● 需注意，肩部进行的所有运动都涉及胸锁关节的微动。

11.1.4　D. 肩胛胸壁关节

　　● 由肩胛骨和后胸壁构成的关节（图11.7）。

　　● 它不是一个"真正的"关节，表面没有软骨覆盖，没有滑

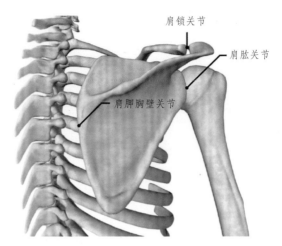

肩锁关节

肩肱关节

肩胛胸壁关节

图 11.7　肩胛胸壁关节。(Reproduced with permission from BioDigital: Powered by BioDigital.com)

膜,也没有关节囊。在肩胛下肌和胸壁之间有一个囊。

肩胛胸壁关节的运动与上述肩带的其他3个关节的运动密切相关。

- 此外,肩胛骨的任何运动都与肩锁关节或胸锁关节或两者的运动有关。
- 肩胛骨最常见的运动是上提和下降,如耸肩,以及旋转运动,如手臂上抬向上旋转,手臂收回时则向下旋转。
- 如果没有肩胛骨的活动,肩关节的抬高会受限。
- 肩胛骨的稳定性是由广泛的肌肉附着点,以及肩锁关节和胸锁关节提供的。
- 17块肌肉附着在肩胛骨上(查看你的解剖学书!)。

11.2　肩袖

- 肩袖由4块肌肉的肌腱组成,它们源自肩胛骨,并与肩关节囊结合构成肩袖。

- 构成肌肉分别为冈上肌、冈下肌、肩胛下肌和小圆肌(图 11.8)。
- 每块肌肉都有独立的功能,组合起来能显著稳定肩关节,可将肱骨头稳定于关节窝中心,在三角肌外展肩关节时尤其明显。
- 这些肌肉的独立功能和神经支配如下:
  - 冈上肌:外展[肩胛上神经(C5,6)]。
  - 冈下肌:手臂外旋[肩胛上神经(C5,6)]。
  - 肩胛下肌:手臂内旋[肩胛下神经(C5,6)]。
  - 小圆肌:外旋和外展[腋神经后支(C5,6)]。
  - 这些肌肉的专科检查在"肩部的特殊检查"一章中讨论。
  - 肩袖损伤是肩部最常见的疾病,多由撕裂、炎症或肌腱内钙化沉积引发。
- 随着手臂的抬高,肩袖从肩峰和喙肩韧带下穿过(图 11.2)。肩袖或肩峰的病理变化可能导致"撞击",这是肩痛的一种非常常见的原因(见188页)。

11.3 肩部稳定性

- 肱骨头和关节盂大小的关系类似于台球和大的茶匙。
- 这使关节有一个较大的运动范围,但同时也使关节不稳定。盂肱关节如何保持其稳定性?
- 需注意,肩关节韧带虽然非常结实,但只有关节在活动范围末端被拉伸时才会收紧并发挥作用。
- 将上臂向后高举过头顶时,手臂外展、伸展和外旋转,前韧带很紧,将手臂收回时,后韧带绷紧。
- 在休息时,所有韧带和关节囊都处于松弛状态。
- 肩部稳定性有2种类型:静态和动态。

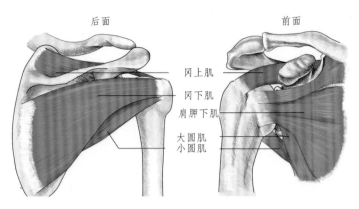

后面　　　　　　　　　　前面

冈上肌
冈下肌
肩胛下肌
大圆肌
小圆肌

图11.8　肩袖肌肉。(Copyright free image in public domain)

11.3.1　静态稳定性

- 肩关节腔内呈部分真空,将肱骨头稳定在关节盂的中心。
- –当空气进入关节腔,X线片会显示肱骨头有轻微的下半脱位。
- 如前所述,囊韧带和盂肱韧带增厚关节囊。

11.3.2　动态稳定性

- 动态稳定性主要通过肩袖和周围其他肌肉的协同作用共同实现的。
- 关节囊中的本体感受器传递本体感觉信息使肩袖运动处于作用机制。

（赵夏　石武谛　译）

第12章　肩部的系统检查

● 与一般的关节检查一样，在检查前要仔细询问病史，尤其是任何外伤史。

● 鉴于颈部的相关症状是引起上肢疼痛的常见原因，所以任何关于上肢的检查/评估都必须包括颈部检查。

● 还必须检查肘部。

12.1　检查和触诊

● 肩前部、肩后部清晰的视野是至关重要的。

● 总是与对侧进行比较。

● 肩部检查应系统地进行。

● 如果不熟悉肩部检查，那就跟着检查表检查，直到常规检查成为习惯(见检查表)。

● 先检查正常的肩带能帮助患者意识到接下来会发生什么，患者也许会感到更放松。

● 通过检查可发现一些重要的身体体征，有时还会发现其原因：

－患侧的收缩和抬高表明有保护性肌肉收缩(图12.1)。

● 下臂前部的"大力水手"征——肱二头肌肌腱近端断裂

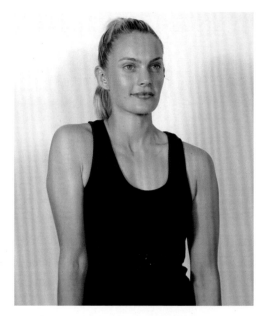

图12.1　肩部的收缩性抬高。

（图12.2a）；上臂隆起——肱二头肌肌腱（图12.2b）远端断裂。

　　-三角肌扁平，肱骨远端在上1/3和下2/3连接处有明显的侧向成角——急性肩关节前脱位（图12.3a）。

　　-三角肌萎缩——失用性萎缩或腋神经损伤（图12.3b）。

　　-仅后三角肌萎缩——腋神经后分支损伤（图12.4）。

　　-冈上肌和（或）冈下肌——肩袖撕裂（图12.5）或肩胛上神经损伤。

　　●值得注意的是，仅冈下肌萎缩就表明肩胛上神经受损。

　　●在更强壮的患者中，冈上肌和冈下肌萎缩更容易感觉。

　　●锁骨远端突出——肩锁关节脱位/半脱位（与对侧比较，可能为正常变异）（图12.6）。

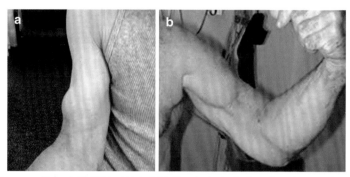

图 12.2　肱二头肌肌腱近端(a)断裂:"大力水手"征;肱二头肌肌腱远端(b)断裂。

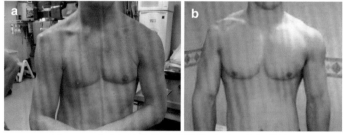

图 12.3　(a)急性肩关节前脱位。(b)三角肌萎缩。

● 翼状肩——通常是由于神经损伤(见 193 页)(图 12.7)。

● 触诊顺序如下:

-胸锁关节。

-喙突。

-肩锁关节。

-肱二头肌肌腱,最容易在结节间沟感觉到,内外旋转交替的手臂(图 12.8)。

-肩峰下触诊:

◆ 前方,手臂轻度伸展——冈上肌。

◆ 后外侧,手臂轻微屈曲——冈下肌。

◆ 后方——腋神经。

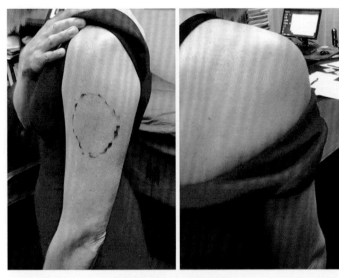

图12.4 后三角肌萎缩。

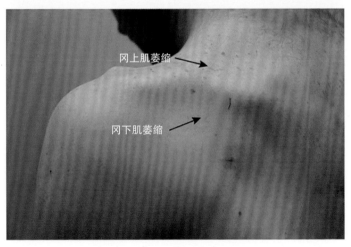

冈上肌萎缩

冈下肌萎缩

图12.5 冈上肌和冈下肌萎缩。

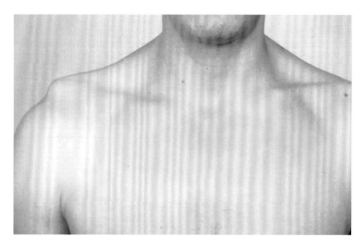

图 12.6　肩锁关节半脱位。

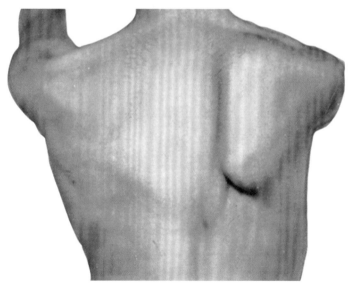

图 12.7　翼状肩。

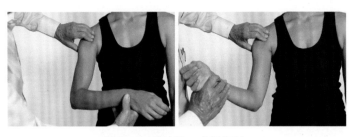

图12.8　触诊肱二头肌肌腱。

12.2　关节活动度

- 在3个平面内进行,需要使用测角仪(如有需要)进行6次测量(图12.9)。
- (注意:在根据AMA指南评估损伤时,肩内旋和肩外旋是在肩膀外展90°位测量的。)
- 正常活动范围见下表:

屈曲	180°
伸展	50°
外展	170°~180°
内收	40°
内旋	80°~90°
外旋	70°~90°

- 始终测试被动活动范围,通常仅限于粘连性关节囊炎(肩周炎)和盂肱关节紊乱。
- 如前所述,肩关节的上抬是盂肱关节(2/3)和肩胛胸运动(1/3)的结合。
- 去除肩胛胸部分会显著限制肩部的整体抬高范围,这可通过在肩部顶部施加压力来积极防止肩胛骨移动来证明(图12.10)。

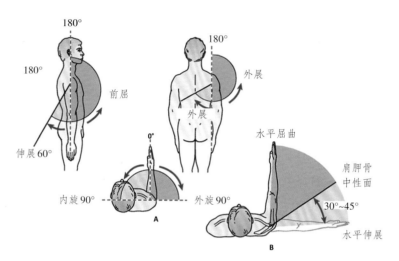

图12.9 肩部活动范围。(This work has been released into the public domain by its author, the author grants anyone the right to use this work for any purpose, without any conditions, unless such conditions are required by law.)

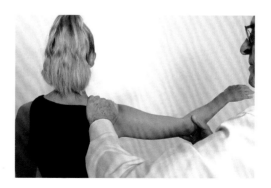

图12.10 防止肩胛骨移动。

12.3 测试运动功率

注意："阳性"体征反映功能下降可能是由于肌腱损伤(包括全部或部分厚度撕裂)、失神经或仅仅是疼痛。

12.3.1 肩袖肌群

● 冈上肌:固定关节盂中的肱骨头,并协助外展。以下是对冈上肌功能的测试:

–A.空杯试验。

◆ 当手臂外展 90°,屈曲 30°(在肩胛骨平面上),完全内旋(拇指指向下方),就像清空杯子一样,患者抵抗前臂的下行压力(图 12.11)。

◆ 明显的疼痛或意味着检测呈阳性。

◆ 可同时与正常手臂进行比较。

–B.臂坠落试验。

◆ 被动外展至 90°(图 12.12)。

◆ 指示患者慢慢放下手臂至一侧。

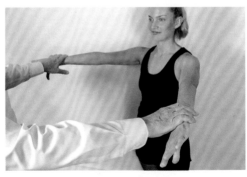

图 12.11 空杯试验。

◆ 如果手臂下坠或测试与明显的疼痛有关,这表明测试呈阳性。

12.3.2　冈下肌(肱骨外旋肌)

● 手臂在侧面,肘弯曲90°,中立旋转(拇指向上),外旋抗阻力弱为阳性(图12.13)。

12.3.3　肩胛下肌(肱骨内旋肌)

● A.压腹试验
–指示患者手平放在腹部,肘部位于冠状面前,同时检查者

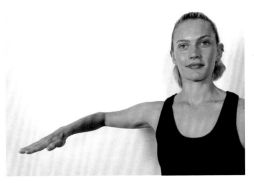

图12.12　臂坠落试验。

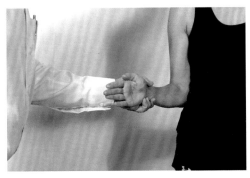

图12.13　冈下肌——弱外旋。

施加外部旋转力(图12.14)。

　　–无法抵抗外部旋转力或肘部后退,均视为阳性测试。

　　● B.抬离试验。

　　–见176页和图13.4。

12.3.4　大圆肌(肩内收——有限的临床作用)

　　● 当手臂处于45°外展时,患者试图内收手臂以抵抗阻力(图12.15a)。

　　● 因为任何缺陷都会被主要的肩内收肌、胸大肌和背阔肌隐藏,所以总是从肩胛下角向后触及肌腹(图12.15b)。

　　● (提示:要回忆大圆肌的功能,把你的手背放在你的骶骨上,即内旋、伸展和内收。临床意义可疑!)

　　–三角肌(肩关节外展):

　　◆ 当手臂外展45°时,患者试图抗阻外展手臂(图12.16)。

　　◆ 始终检查三角肌萎缩。

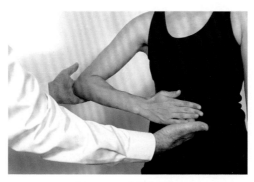

图12.14　压腹试验。

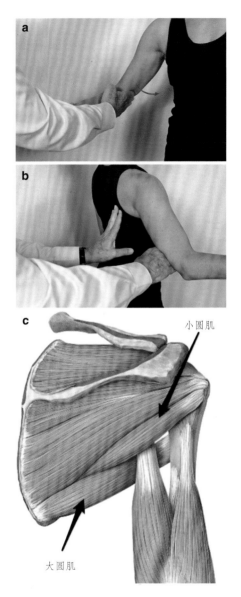

图 12.15　(a)大圆肌抗阻内收；(b)触诊大圆肌；(c)大圆肌和小圆肌。
（Copyright free image in public domain）

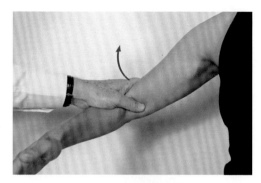

图12.16　三角肌抗阻外展。

12.4　涉及肩部运动的肌肉

12.4.1　屈曲

- 胸大肌(锁骨头)。
- 三角肌(前纤维)。
- 喙肱肌。
- 肱二头肌短头。

12.4.2　伸展

- 背阔肌。
- 大圆肌。
- 三角肌(后纤维)。

12.4.3　外展

- 三角肌。
- 冈上肌启动外展,肩袖肌肉维持肱骨头在关节盂内的稳定,而外展则由三角肌完成。

12.4.4　内收

- 胸大肌。
- 背阔肌。
- 大圆肌。

12.4.5　外旋

- 冈下肌。
- 小圆肌。

12.4.6　内旋

- 胸大肌。
- 肩胛下肌。
- 大圆肌。

12.5　感觉测试

- 对有肩部症状的患者进行肩部周围的感觉测试非常重要。有 2 种临床常见但经常被忽略的情况：
  - 腋神经后支损伤。
  - 锁骨上神经损伤。
- 这 2 种情况将在"肩部的特殊检查"一章中详细讨论。

（梁婷　石武谛　译）

第13章 肩部的特殊检查

13.1 检查列表

- 肩部是身体检查中最复杂的关节。
- 检查肩部时,非肩部专科医生有必要准备一份检查列表。
- 因此,本章尾提供了一份检查列表。

13.2 肩袖损伤

在所有情况下,阳性检测均以乏力或疼痛或两者皆有为标志。如果这种情况长期存在,可能会有肌肉萎缩的证据。

- 冈上肌:空杯试验
- 手臂在肩胛骨平面上呈90°仰角,完全内旋(拇指朝下——空杯)(图13.1)。
- 患者可抵抗手臂向下的压力。
- 冈下肌和小圆肌:
- 手臂放在侧面,肘部成直角。
- 患者抵抗阻力外旋(图13.2)。

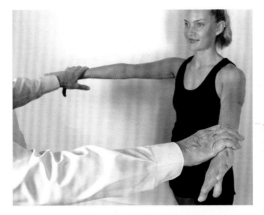

图 13.1　空杯试验。

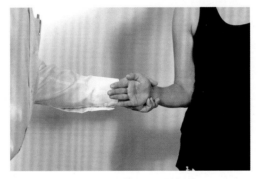

图 13.2　冈下肌——弱外旋。

● 肩胛下肌：

-压腹试验：

◆ 手放在腹部，检查者的手放在下方，肘部向前。

◆ 患者试图抵抗检查者的外旋力（图 13.3）。

-抬离试验（如果内旋受限或疼痛，则不可能进行）：

◆ 患者手背朝后，手背放在骶髂区域。

◆ 检查者将手从背上抬起（图 13.4），然后放开。

◆ 如果患者无法保持此姿势，则测试结果呈阳性。

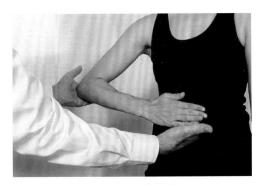

图13.3　压腹试验。

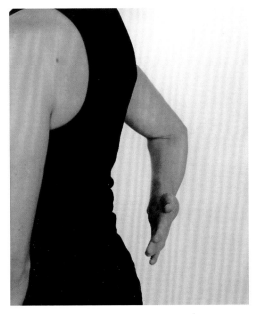

图13.4　抬离试验。

13.3 盂肱关节不稳定

在第11章讨论了盂肱关节不稳定的解剖学。盂肱关节不稳定是指"无法将肱骨头保持在盂窝内",可根据以下情况进行分类:

- ● 情况:
- – 创伤性。
- – 非创伤性(韧带松弛、结构紊乱)。
- ● 不稳定程度:
- – 恐惧。
- – 半脱位。
- – 脱位。
- ● 方向:
- – 前部。
- – 后部。
- – 下部。
- – 多方向。

13.4 特殊检查

13.4.1 前部不稳定

- ● 恐惧试验(随后是Jobe复位试验):
- – 肩部外展90°,外旋,肘部弯曲90°(图13.5)。
- – 检查者缓慢而被动地增加外旋。
- – 如果患者感到恐惧/疼痛,试验结果呈阳性。

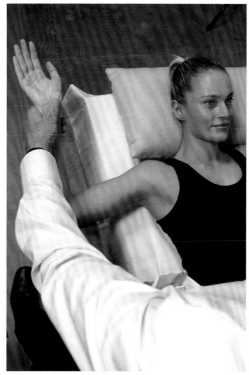

图13.5 恐惧试验。

●Jobe复位试验（在恐惧试验之后）：

–如上所述，但在增加外旋之前，检查者向肱骨头施加后向力，防止肱骨头向前半脱位（图13.6）。

–如果现在恐惧/疼痛减轻/消失（在恐惧试验呈阳性后），这是前部不稳定的确凿证据。

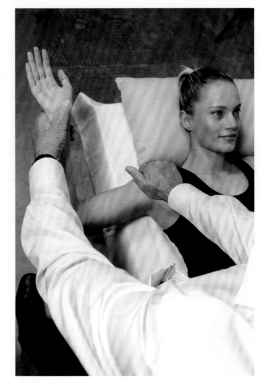

图13.6 Jobe复位试验。

- 前抽屉试验(另见后抽屉试验):
  - 当患者仰卧或直立时,用一只手稳定肩胛骨,并尝试用另一只手向前移动肱骨头,注意半脱位的程度(图13.7)。
  - 始终与未受影响的一侧进行比较。

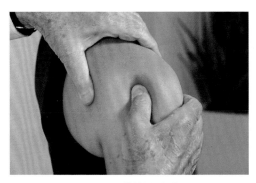

图13.7 前抽屉试验。

13.4.2 后部不稳定

- 后抽屉试验(可与前抽屉试验一起进行)。
- 患者仰卧或直立时,检查者用一只手稳定肩胛骨,另一只手尝试向后移动肱骨头,注意肱骨头半脱位的程度(图13.8)。
- 后部恐惧/压力试验:当肩部弯曲、内收和内旋时,后部压力可能显示不稳定。
- 始终与未受影响的一侧进行比较。

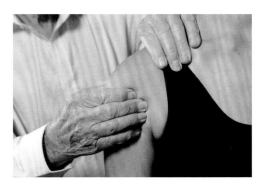

图13.8 后抽屉试验。

13.4.3　下部不稳定

● 凹陷征：

–向下牵引患者下垂和放松的手臂（图13.9）。

–肩峰下方的沟表示测试呈阳性。

13.4.4　多向不稳定

● 结合使用上面列出的测试，特别是前抽屉试验、后抽屉试验及凹陷征。

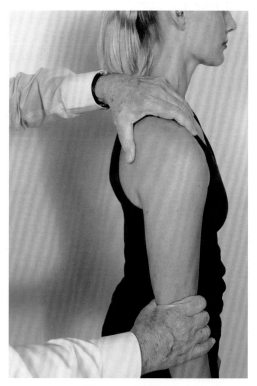

图13.9　凹陷征。

13.5 盂唇撕裂

图11.3讨论了盂唇的解剖结构和功能。盂唇撕裂主要有3种类型：

- Bankart撕裂或损伤。
- SLAP撕裂或损伤。
- 后盂唇撕裂。

13.5.1 Bankart损伤

- Bankart损伤(图13.10)是最常见的撕裂，累及前下唇。
- 常见于肩部前脱位后。
- 特殊检查：如上所述的前部不稳定。

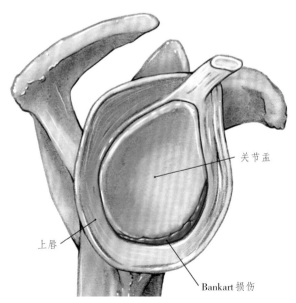

关节盂

上唇

Bankart损伤

图13.10 Bankart损伤。

13.5.2 SLAP撕裂

- 发生在关节盂中部上方"从10点到2点钟位"。
- SLAP代表"上盂唇、前盂唇、后盂唇"（从前到后）（图13.11）。
- 通常与肱二头肌长头受损有关。
- 特殊检查：勒血通畅试验（见下文）。

13.5.3 后盂唇撕裂（反向Bankart撕裂）

- 后盂唇撕裂是最不常见的撕裂类型，占总数的5%（图13.12）。
- 肩关节后脱位后。
- 特殊检查：如上述的后部不稳定。

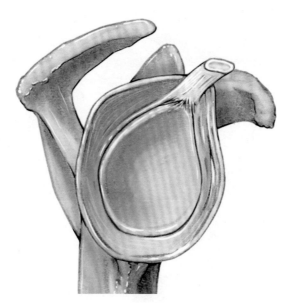

图13.11 SLAP撕裂。（Copyright free image in public domain）

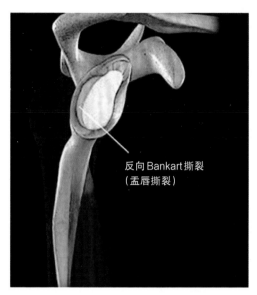

图13.12 反向Bankart撕裂。(Reproduced with permission from Dr Nabil Ebra-heim MD https://www.youtube.com/channel/UCOHfqHMhHvfQCYJDXfpSAiw)

13.5.4 勒血通畅试验

- 肩部屈曲90°,水平内收20°~30°,最大内旋(拇指向下),然后患者抬起手臂抵抗检查者的阻力(图13.13)。
- 然后重复测试,手臂呈中立位旋转(拇指向上)(图13.14)。
- 内旋位疼痛但中立位旋转无疼痛提示SLAP损伤。
- 有些人喜欢在肘部弯曲到90°的情况下进行测试。

13.6 肱二头肌肌腱

- 肱二头肌长头肌腱起自关节盂上结节和盂唇,穿过肩关节,进入大结节和小结节之间的肱二头肌沟。
- 尽管肌腱在关节内,但它在滑膜外,被滑膜鞘包围。

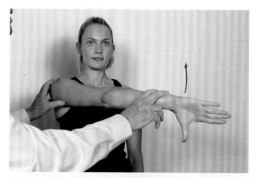

图13.13　O'Brien检验——内旋。

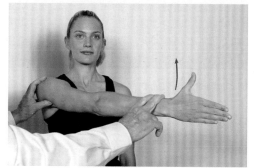

图13.14　O'Brien检验——中立位旋转。

● 有3种主要类型的肱二头肌肌腱病变：

-肌腱炎。

-肌腱断裂。

-肱二头肌不稳定。

13.6.1　肌腱炎

● 影响肱二头肌沟内的肌腱，尤其是上缘。

● 通常与肩袖病变和盂肱关节炎有关。

● 特殊测试：

-Speed试验。

-Yergason测试。

-始终触诊肱二头肌沟是否有压痛。

13.6.2　肌腱断裂

● 肌腱断裂可能发生在起点(罕见)或肌腱交界处(常见)。

● 与肌腱炎一样,它通常与其他肩部病变有关。

● 由于肱二头肌短头保持完整,肌肉仍具有部分功能。

● 临床上肌腱断裂表现为手臂下部明显肿胀——"大力水手"征(图10.11)。

13.6.3　肱二头肌不稳定

● 肱二头肌长头在肱二头肌沟内的重要稳定器是肩胛下肌腱,以及盂肱上韧带和喙肱韧带的插入点。

● 肱二头肌长头肌腱内侧半脱位或脱位通常与肩胛下肌撕裂有关,但也可独立发生。

13.6.3.1　Speed试验

● 肘部略微弯曲,前臂旋后,患者尝试抬起手臂抵抗阻力(图13.15)。

● 肱二头肌沟区域的疼痛被认为是肱二头肌肌腱炎的阳性结果。

13.6.3.2　Yergason试验

● 手臂放在侧面,肘部呈90°,前臂旋前,检查者抵制患者前臂旋后的尝试(图13.16)。

● 与Speed试验一样,肱二头肌沟区域的疼痛被认为是肱二头肌肌腱炎的阳性结果。

13.7　撞击

● 手臂主动抬高过程中，当退化或发炎的肩袖紧靠肩峰和喙肩韧带时，就会发生撞击。

● 描述了几种检测撞击的测试，其中最常见的2种测试是肩峰撞击诱发试验和Hawkins–Kennedy试验。

– 肩峰撞击诱发试验：

◆ 检查者用一只手稳定肩部，同时用另一只手被动弯曲手臂（图13.17）。

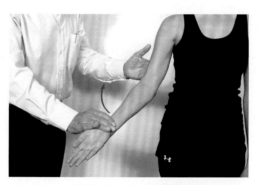

图 13.15　Speed 试验。

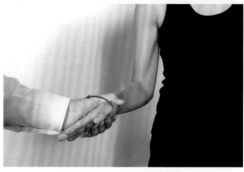

图 13.16　Yergason 试验。

◆ 疼痛和(或)恐惧表明冈上肌或肱二头肌长头病变的指征。

◆ 有些人喜欢在肘部弯曲到90°的情况下进行测试。

−Hawkins−Kennedy 试验：

◆ 肩部和肘部屈曲90°，前臂处于水平面，检查者被动内旋肩部(图13.18)。

◆ 疼痛和(或)恐惧是冈上肌病变的指征。

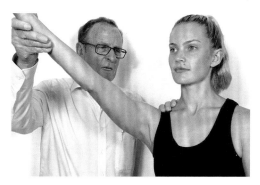

图13.17　肩峰撞击诱发试验。

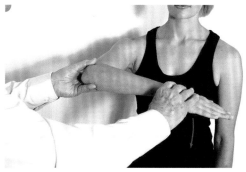

图13.18　Hawkins−Kennedy 试验。

13.8 粘连性关节囊炎(肩周炎)

- 一种公认的原因不明的疾病,其特征是肩部明显疼痛和僵硬。

- 这种情况可能是原发性的,没有任何突发事件,也可能是肩部创伤或手术后继发性疾病。

- 4个公认的阶段:
  - Ⅰ,疼痛加剧,运动保持:疼痛期。
  - Ⅱ,持续疼痛,僵硬增加:开始冻结期。
  - Ⅲ,疼痛减轻,持续僵硬:冻结完成期。
  - Ⅳ,运动范围缓慢改善:解冻期。

- 各个方向的"终点"疼痛是典型的。

- 倾向于自限性,但可能无法完全解决。

- 更常见于40~60岁的女性。

- 通常与糖尿病(2种类型)有关,在高达20%的肩周炎病例中发现,有时也与Dupuytren病、甲状腺疾病和心脏病有关。

- 病理是炎症导致成纤维细胞增生,包膜增厚,然后附着在自身和肱骨上。

(注意:如果在Ⅱ和Ⅲ阶段存在令人满意的外旋范围,则不太可能诊断为肩周炎。)

13.9 肩锁关节(ACJ)

(ACJ的解剖学和功能见第11章)

描述了ACJ完整性的几种测试;这里描述了3种更常见和有用的测试。在所有这些测试中,ACJ区域的疼痛被视为阳性测试。

- 触诊ACJ
  - 被认为是一个很好的筛查试验。

● Paxino试验：

–检查者的拇指放在肩峰后外侧下方，手指放在锁骨中部上方（图13.19）。

–用拇指在前上方施压，用手指在下方施压。

● 交叉内收试验：

–患者肩前屈90°，同时检查者将患者手臂水平内收跨过身体（图13.20）。

注意：对于特殊检查，建议在诊断ACJ病理方面骨扫描比X线或MRI扫描更敏感。

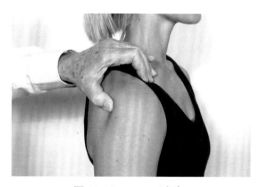

图13.19　Paxino试验。

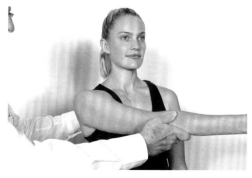

图13.20　交叉内收试验。

13.10 胸锁关节(SCJ)

(SCJ的解剖学和功能见第11章)

● 前脱位比后脱位更常见,虽然后者更危险,因为后者靠近纵隔和血管结构。

● SCJ紊乱可能是创伤性或非创伤性的。

-创伤性:

◆ 通常是由于高能量损伤,如一场车祸。

◆ 力量是间接的,施加在肩膀上。

-非创伤性:

◆ 广泛的韧带松弛是导致不稳定的主要诱因。

◆ 自发的单关节退行性变。

● 临床症状和测试包括:

-锁骨突出(前半脱位或脱位)或胸骨突出(后半脱位或脱位)

-触诊时疼痛、肿胀和压痛。

-在矢状面向锁骨施加力的稳定性测试。

● CT扫描是研究的首选。

13.11 神经系统疾病

本文描述了与肩痛相关的2种神经系统疾病。

13.11.1 A.腋神经后支损伤

● 作者[1]在2016年11月描述了这种疾病。

● 需注意,腋神经后支提供了该神经和三角肌后束的所有感觉。

1.Roger Pillermer YouTobe: Axillary nerve lesions(November 2016).

- 有3个典型的标志：
- -上侧臂感觉减弱，在每个病例中均存在。
- -肩后部对应盂肱关节线底部的深压痛，多数病例出现。
- -后三角肌明显萎缩，仅在1/3的病例中出现（图13.21）。
- 这种疾病很常见，而且经常被忽略。由超声或MRI扫描可显示"肩峰下滑囊炎"，未能做出诊断往往导致不必要和不成功的肩峰下减压。

13.11.2　B.锁骨上神经损伤（仅限感觉损伤）

- 这也是一个经常被忽略的常见疾病。
- 各病例在锁骨上神经分布的肩关节上方均出现感觉减弱（图13.22）。
- 对进入胸锁乳突肌后缘的颈后三角的神经进行叩诊（图13.23）可能引起明显不适。
- 叩诊有时可能会在感觉分布中产生强烈的感觉异常（在YouTube上的免费视频中有描述）[1]。

13.12　翼状肩

翼状肩检查是肩部检查不可或缺的一部分：

- 翼状肩[2]通常由稳定肩胛骨的肌肉失衡引起。
- 翼状肩有2种常见类型：
- -内侧翼状肩胛（最常见的类型）：
- ◆ 由于前锯肌（长胸神经）功能障碍。
- ◆ 更常见于年轻患者的运动损伤后。

1.Roger Pillermer YouTobe: Supra clavicular nerve Lesions(November 2016).

2.For a detailed discussion of scapular winging, see Roger Pillemer YouTube.

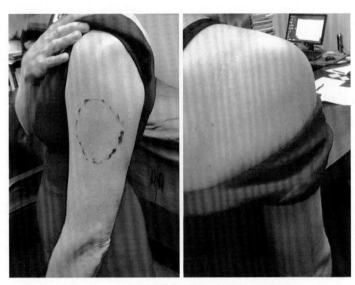

图13.21 后三角肌(左肩)和正常右肩的萎缩。

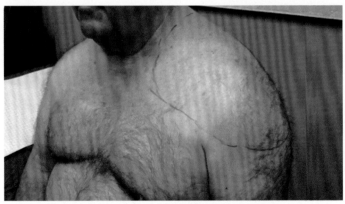

图13.22 锁骨上神经损伤(仅限感觉损伤)。

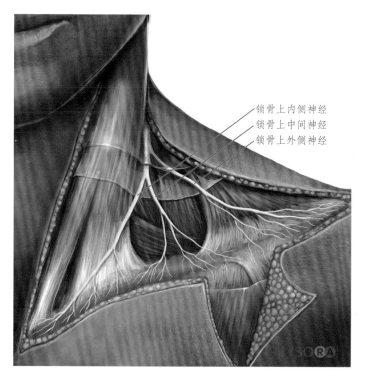

锁骨上内侧神经
锁骨上中间神经
锁骨上外侧神经

图 13.23 锁骨上神经。(Reproduced with permission from NYSORA; Source: NYSORA.COM)

-外侧翼状肩胛：

◆ 由于斜方肌(脊髓副神经)功能障碍。

◆ 通常是因为脊髓副神经的损伤，在颈部手术时最常见。

-注意：后肩不稳定可能会出现假性翼状肩。

13.13　肩部检查的检查表

检查

　　□ 观察有无异常或畸形,肌肉萎缩,肩锁关节突出,肌腹鼓胀,翼状肩。

触诊

　　□ 按顺序:由内到外,由前至后——胸锁关节、喙突、肱二头肌肌腱、肩峰下间隙、肩锁关节和后力压痛。

运动范围

　　□ 检查3个平面上所有的关节活动度,并在需要时记录测角仪的读数。

测试运动能力

　　□ 冈上肌(空杯试验)

　　□ 冈下肌(外旋抗阻力测试)

　　□ 肩胛下肌(压腹或抬离试验)

特殊试验

　　□ 肩峰撞击(肩峰撞击诱发或Hawkins-Kennedy试验)

　　□ 肱二头肌肌腱(Speed或Yergason试验)

　　□ 盂唇撕裂(勒血通畅试验)

　　□ 不稳定(Jobe复位试验后进行恐惧试验)

感觉检查

　　□ 腋神经

　　□ 锁骨上神经

翼状肩检查

　　□ 检查肩胛骨内侧或外侧翼

（赵夏　石武谛　译）

附　录

活动范围——上肢

肩部损伤

	0	10	20	30	40	50	60	70	80	90	100	110	120	130	140	150	160	170	180
屈	21	16	11	10	10	9	8	7	7	6	5	5	4	3	3	2	1	1	0
伸	3	2	2	1	1	0													
展	2	1	1	1	0	0													
收	12	10	7	7	6	6	6	5	5	4	4	3	3	2	2	1	1	0	0
内旋	5	5	4	4	3	2	2	1	0	0									
外旋	2	2	1	1	1	1	0	0	0	0	0								

肘部损伤

	0	10	20	30	40	50	60	70	80	90	100	110	120	130	140
屈	42	37	34	31	27	23	19	15	10	8	6	4	2	1	0
伸	0	1	2	3	4	5	6	8	11	17	21	27	32	37	42

	-80	-70	-60	-50	-40	-30	-20	-10	0	10	20	30	40	50	60	70	80
旋前	28	27	25	24	22	21	19	15	12	8	4	3	3	2	1	1	0
旋后	28	22	18	13	8	6	4	4	3	3	3	2	2	1	1	0	0

腕部损伤

	-60	-50	-40	-30	-20	-10	0	10	20	30	40	50	60
伸	42	36	30	24	18	13	11	8	7	5	4	2	0
屈	42	36	25	21	17	13	10	8	7	5	3	2	0

	-30	-25	-20	-15	-10	-5	0	5	10	15	20	25	30
桡偏	18	15	12	9	5	5	4	3	2	1	0		
尺偏			18	15	12	9	5	4	4	3	2	1	0

手指损伤		+30	+20	+10	0	10	20	30	40	50	60	70	80	90	100
掌指关节	屈		60	54	49	44	38	33	27	22	17	11	6	0	
	伸		0	3	5	7	10	12	27	41	56	71	85	100	
近指间关节	屈	80	73	66	60	54	48	42	36	30	24	18	12	6	0
	伸	0	0	0	0	3	7	11	14	25	36	47	58	69	80
远指间关节	屈	45	42	39	36	31	26	21	15	10	5	0			
	伸	0	0	0	0	2	4	12	20	29	37	45			

拇指损伤		+40	+30	+20	+10	0	10	20	30	40	50	60	70	80
掌指关节	屈	10	9	8	7	6	5	4	3	2	1	0		
	伸	0	0	0	0	0	1	1	3	5	8	10		
指间关节	屈		15	13	11	8	6	4	4	3	2	1	1	0
	伸		0	0	0	1	2	3	5	7	9	11	13	15

	15	20	25	30	35	40	45	50
桡侧外展缺乏	10	9	7	5	3	2	0	0
桡侧外展缺乏	0	1	1	1	3	5	8	9

cms	0	1	2	3	4	5	6	7	8
内收缺乏	0	0	1	3	4	6	8	13	20
对抗缺乏	45	31	22	13	9	5	3	1	0

AMA 参考表

AMA 4		上肢	AMA 5	
18 f 2		截肢：上肢手	441 f16-2	
18 f 3			442 f16-3	
22 f 5		手感丧失	449 f16-8	
24 f 7		拇指：截肢/感觉丧失	443 f16-4	447 f16-6
30 f 17		手指：截肢/感觉丧失	443 f16-5	447 f16-7
26 f 10	27 f13	拇指	456 f16-12	457 f16-15
28 f 5 & 6	29 t7		459 t 16-8 a & b	460 t 16-9
32 f 19	33 f21	手指	461 f 16-21	463 f 16-23
34 f 23			464 f 16-25	
36 f 26	38 f29	手腕	467 f 16-28	469 f 16-31
40 f 32	41 f35	肘部	472 f 16-34	474 f 16-37
43 f 38	44 f41	肩部	476 f 16-40	477 f 16-43
45 f 44			479 f 16-46	
48 t 11(s)	49 t12(m)	神经缺损	482 t 16-10(s)	484 f 16-11(m)
54 t 15			492 t 16-15	
57 t 16		压迫性神经病	493	
		CRPS	496 t 16-16	
61 t 27		关节成形术	506 t 16-27	
59-63		其他	501-510	
		下肢		
75 t 35		下肢不等长	528 t 17-4	
76 t 36		步态紊乱	529 t 17-5	
77 t 37		肌肉萎缩	530 t 17-6	
77 t 39		肌无力	532 t 17-8	
		运动损伤		
78 t 40		臀	537 t 17-9	
78 t 41		膝	537 t 17-10	
78 t 42		踝关节	537 t 17-11	
78 t 43		后脚	537 t 17-12	
78 t 44		后脚畸形	537 t 17-13	
82 t 61		脚趾损伤	537 t 17-14	
79-81 t 48-59		强直	538-543 t 17-15 - t 17-30	
83 t 62		关节炎（X线）+CMP	544 t 17-31	
83 t 63		截肢	545 t 17-32	
85 t 64		基于诊断的估计	546 t 17-33	
87 t 65		髋关节置换术（评分）	548 t 17-34	
88 t 66		膝盖置换（额定值）	549 t 17-35	
89 t 68		皮肤脱落	550 t 17-13	
		神经缺陷	552 t 17-37	
			482 t16-10(s)	484 t 16-11(m)
		脊柱		
110 t 72		L/S：DRE 腰椎	384 t 15-3	
110 t 73		C/Th：DRE 胸椎	389 t 15-4	
111 t 74		Th/L：DRE 颈椎	392 t 15-5	
131 3.4		骨盆	428 t 15-19	
			WCG 3rd Ed, page 33, table 4.3	

参考文献

1. Dellon AL. Radial wrist denervation. In: Joint denervation: an atlas of surgical techniques. Cham: Springer International Publishing; 2019. p. 45–60. https://doi.org/10.1007/978-3-030-05538-7_4.
2. Simonet LB, Lenchik L, Wuertzer SD, Szabo RM, Chaudhari AJ, Boutin RD. The wrist: athletic TFCC injuries. Curr Radiol Rep. 2017;5(9):1–9.
3. Medical B. Medical gallery of Blausen Medical 2014. WikiJ Med. 2014;1(2):1–79. https://doi.org/10.15347/wjm/2014.010. ISSN 2002-4436.
4. Martin A, Awan HM. De Quervain's Syndrome. In: Eltorai A, Eberson C, Daniels A, editors. Orthopedic surgery clerkship. Cham: Springer; 2017. https://doi.org/10.1007/978-3-319-52567-9_35.
5. Gilroy A, et al. Atlas of anatomy. 1st ed. Stuttgart/New York: Georg Thieme Verlag KG; 2008.
6. Wakure A, Omkumar A, Tharayil J. Clinical Examination of the Hand and Fingers (Basic and Surface Anatomy) with Special Tests. In: Iyer K, Khan W. (eds) Orthopedics of the Upper and Lower Limb. Cham: Springer; (2020). https://doi.org/10.1007/978-3-030-43286-7_8.
7. Brukner K. Clinical sports medicine, Volume 1: injuries 5e. McGraw-Hill Education (Australia) Pty Ltd.; 2017.
8. Dellon AL. Ulnar wrist denervation. In: Joint denervation. Cham: Springer; 2019. https://doi.org/10.1007/978-3-030-05538-7_5.
9. Angin S, Şimşek IE. Comparative kinesiology of the human body. Academic Press; 2020.
10. Buchanan GS, Koester A. Carpal instability. In: Eltorai AEM, Eberson CP, Daniels AH, editors. Orthopedic surgery clerkship: a quick reference guide for senior medical students. Cham: Springer International Publishing; 2017. p. 213–20. https://doi.org/10.1007/978-3-319-52567-9_49.
11. Harrison JWK, Chitre A, Lammin K, Warner JG, Hodgson SP. Radial head fractures in adults. Curr Orthopaed. 2007;21(1):59–64. https://doi.org/10.1016/j.cuor.2006.10.003.
12. Zhang R. Surgery for recurrent soft tissue sarcoma. Springer Singapore. 2020. https://doi.org/10.1007/978-981-15-1232-2.
13. Athwal GS, Steinmann SP, Rispoli DM. The distal biceps tendon: footprint and relevant clinical anatomy. J Hand Surg Am. 2007;32(8):1225–9.

https://doi.org/10.1016/j.jhsa.2007.05.027. PMID: 17923307.

14. Fox J, Duquin T. Olecranon bursitis. In: Eltorai AEM, Eberson CP, Daniels AH, editors. Orthopedic surgery clerkship: a quick reference guide for senior medical students. Cham: Springer International Publishing; 2017. p. 91–2. https://doi.org/10.1007/978-3-319-52567-9_20.

15. Marcheggiani Muccioli GM, Giuseppe C, Alberto G, Stefano Z, Maurilio M. Clinical anatomy and biomechanics of the sporting shoulder. In: Funk L, Walton M, Watts A, Hayton M, Ng CY, editors. Sports injuries of the shoulder. Cham: Springer International Publishing; 2020. p. 1–21. https://doi.org/10.1007/978-3-030-23029-6_1.

16. Yılmaz S, Vayısoğlu T, Çolak MA. Shoulder anatomy. In: Huri G, Familiari F, Moon YL, Doral MN, Marcheggiani Muccioli GM, editors. Shoulder arthroplasty: the shoulder club guide. Cham: Springer International Publishing; 2020. https://doi.org/10.1007/978-3-030-19285-3_1.

17. Geeslin AG, Fritz EM, Millett PJ. Treatment of sternoclavicular joint instability. In: Millett P, Pogorzelski J, editors. Advanced techniques in shoulder arthroscopy. Cham: Springer; 2019. https://doi.org/10.1007/978-3-030-13503-4_18.

推荐阅读

A number of textbooks and journal articles have been used as reference to produce this book, the two main books being:

Last's Anatomy, Regional and Applied, 10 edn. Edited by C. Sinnatamby; ISBN 0 443 05611 0. Edinburgh: Churchill Livingstone; 1999.

Apley's System of Orthopaedics and Fractures, 9 edn. Edited by L. Solomon, D. Warwick and S; ISBN: 9780340942086. Hodder Arnold; 2010.

索 引

共同交流探讨　提升专业能力

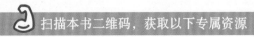 扫描本书二维码，获取以下专属资源

> ❝
>
> 📰 **医学资讯**　为你介绍更多上肢检查知识点。
>
> ───────────────────────────────
>
> 👤 **读书笔记**　摘录书中精华，记录阅读心得。
>
> ───────────────────────────────
>
> 📚 **推荐书单**　领取医学书单，拓展专业视野。
>
> ❞

 扫码添加智能阅读向导
助你实现高效阅读

◀◀◀◀◀◀◀◀◀◀

操作步骤指南

1. 微信扫描左侧二维码，选取所需资源。
2. 如需重复使用，可再次扫码或将其添加到微信"📦收藏"。